大腸がん・大腸ポリープ
再発予防のおいしいレシピ

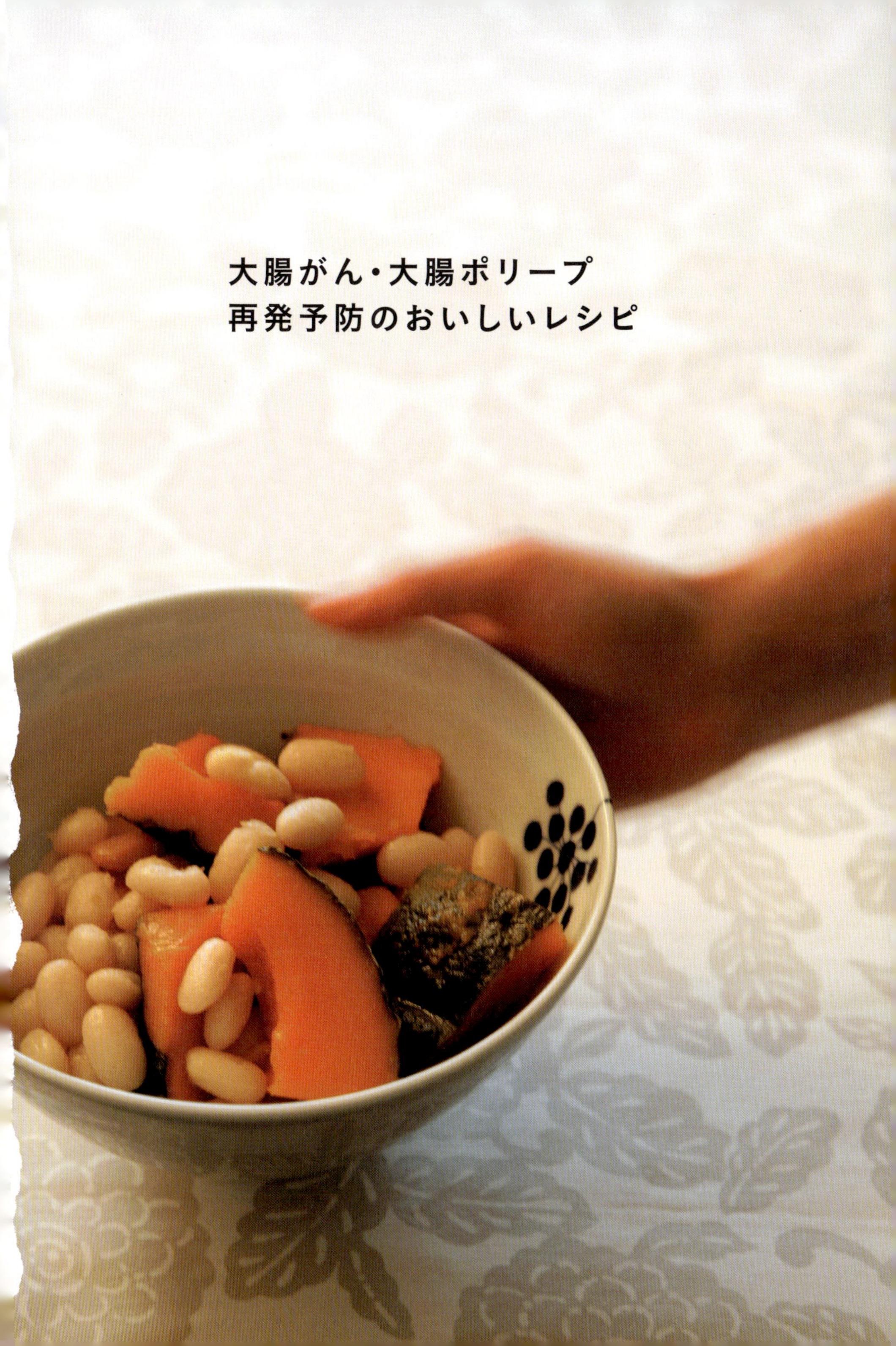

編集協力／内山美恵子
デザイン／望月昭秀（NILSON）
撮影／海老原 隆
スタイリング／前 かおり
校正／（株）ライズ

はじめに

私が続けてきた大腸がん克服のレシピ

大腸がんは手術退院後も食事管理が必要になるため、本人や家族の方の不安もきっと大きいことでしょう。けれどあまりこのことだけに神経をとがらせていては、食事がかえって苦痛になってしまいます。家族や友人と一緒のテーブルで、「おいしいね！」と言いながら、みんなと同じ料理をワイワイ楽しく食べる。それでこそ弱った体と心が癒され、体の中から元気がわいてくるというもの。もちろん一人の食事でも、体が喜ぶヘルシーでおいしいものを食べたいですよね。

我慢や無理を強いられる食事療法では長く続けることは難しいでしょう。でも、摂生が基本にある「おいしい方法」ならば、長続きするような気がしませんか？「ストレスがたまりそうになったら、ときには爆発してもよし！」というゆるやかなスタンスならばなおのこと。

こんな思いをベースに、術後のおなかのケアとがん克服のために、私が6年間作り続けてきたレシピをご紹介します。この本が、大腸がん術後のそれぞれのシーンで、また大腸をすこやかに保ちたいと願っておられる読者の皆さまに、少しでもお役に立てれば幸いです。そして笑顔とともに「おいしいね」の一言が、今日も食卓に響きますように。

重野佐和子

大腸がん・大腸ポリープ再発予防のおいしいレシピ

CONTENTS

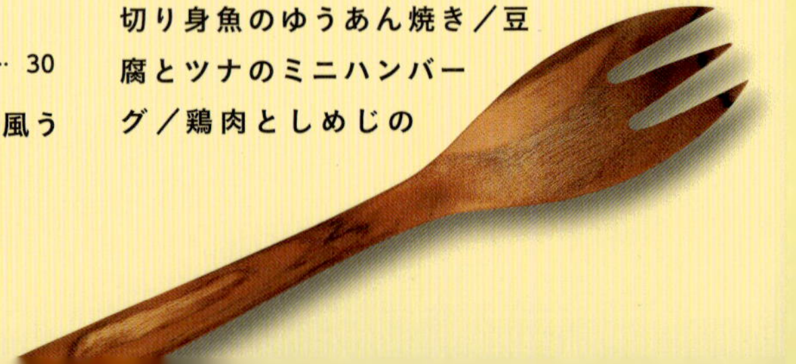

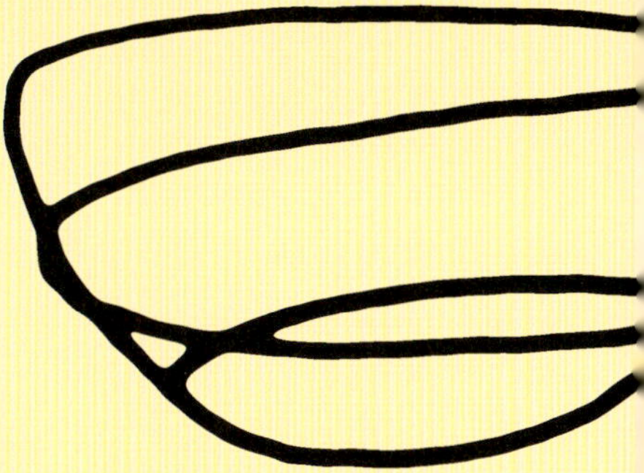

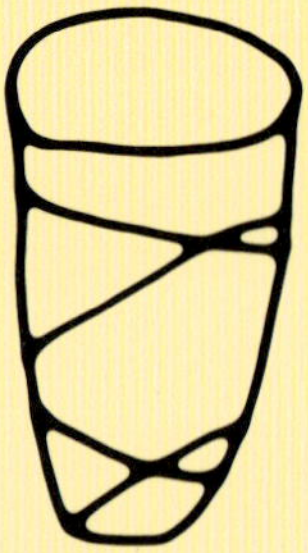

本書の使い方

本書の料理は、大腸がん手術を受けた著者が体験に基づいて、病院での食事指導やさまざまな情報をもとに、食材や調理法を考え、実際作り続けたきたものを紹介しています。
なお、内視鏡による大腸ポリープ切除後の食事については、3日間は第1章を、その後2～4日間は、第2章の料理を参考にしてください。

- 大さじ1は15ml、小さじ1は5ml、1カップは200mlです。
- しょうゆ、みりん、みそは本醸造のものを、塩は天然塩を使用しました。
- オリーブ油は、エキストラバージンオイルを使用しました。
- だしは、昆布とかつお節でとっただしを示します。

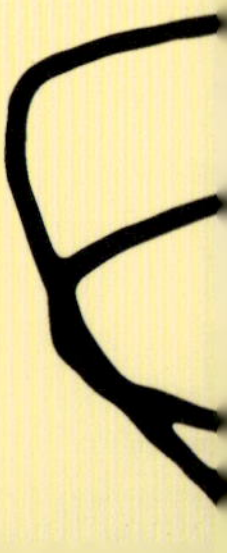

1章

退院直後～
1、2カ月の食事

消化のよいレシピで、おいしくしっかり養生する

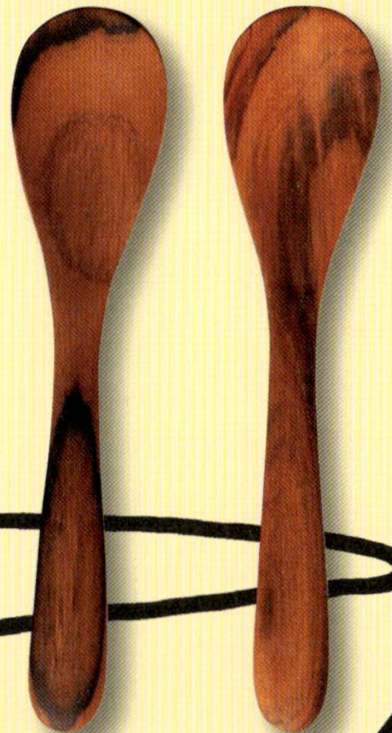

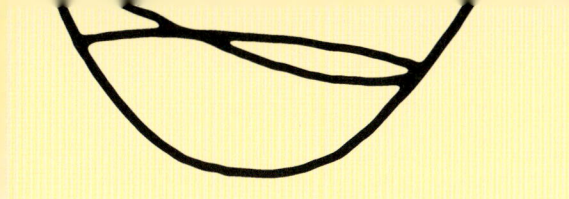

著者の体験から❶

養生しながら、体が求める食事を続けること。これが回復へのいちばんの近道

手術のあとに水が許されたときのうれしさや、初めて口にしたおかゆのおいしさ、そしてほんの少しのおかゆで信じられないくらい元気が出たときの感動を、私は今でも忘れることはありません。「点滴と食べ物の持つ力の違い」を体が感じ、これからはどんどんよくなっていくはず……と、気持ちが上向いた瞬間も覚えています。

おかゆを食べ始めたら、廊下を歩く意欲もがぜんわいてきて、おなかの動きも順調に回復。それから1週間で退院の許可をいただきました。「昨日までおかゆを食べていたのに、本当に大丈夫なの？」という家族の心配をよそに、頭の中はすでに「あれも食べたい、これも食べたい」という思いでいっぱいでした。

もちろん食事の大切さは重々理解していたつもり。なのに、病院からの帰り道、パン屋に寄ってどっさりとサンドイッチを買いこみ、家に着くとすぐに大好きなローストビーフのバゲットサンドをパクパクと食べ始めたのです。ところがその直後！胃の辺りがカチカチになり、身動きできないほどの痛みに襲われ、そのままベッドに直行。もったいないやら、情けないやら悲しいやらで、泣きたくなりました。すっかりおじけづいた私は、夜はおかゆを食べることに……。すると、そのおかゆは涙が出るほどおいしく、朝までおなかのトラブルも起きなかった。ホッと一安心でした。

考えてみれば前々日まで「かゆ食」だったのです。退院したといっても、決して気を抜いてはならなかったはず。私は改めて「今、自分の体が求めているものは何か」に思い至り、現実を受け止める覚悟ができたような気がします。

季節が冬だったこともあり、おかゆ以外にもスープや鍋もの、煮込み料理など体の温まるものを毎日のように作りました。少しの量でも栄養がギュッと詰まったこれらの料理は、胃袋の小さい私にはとてもありがたく、本当においしかった。なかでも鶏のだしから作った野菜のポタージュは、とびきりおいしく、体の隅々まで栄養が吸収されていくようでした。

手術後、おなかの苦労が少ない方もいらっしゃるようですが、私の場合、暴飲暴食をしてきた報いなのか、直腸を手術したせいか、想像以上に回復が遅く思えました。腸閉塞の心配や、ガス・便との格闘の日々に、緊張の糸がゆるむことはなく、「こんなことなら手術などしなければよかった」と何度思ったかわかりません。

でも、ある時、突然開き直れたのです。

「私の大腸は手術されたばかり。それなのに毎日こんなに頑張ってくれている。少しずつだけど確実によくなっている。人と比べてあせっても意味ないよね」と。そして次第に、「ゆっくり養生しながら体の求める食事を続けていくことが、結局は回復への近道なのかもしれない」とも、思えるようになっていました。

コトコト煮る

野菜も肉もゆっくり時間をかけて煮ると、
驚くほど柔らかくなって、おなかに優しい料理に仕上がります。
おかゆはこの時期に限らず、体調がすぐれないときにもどうぞ。

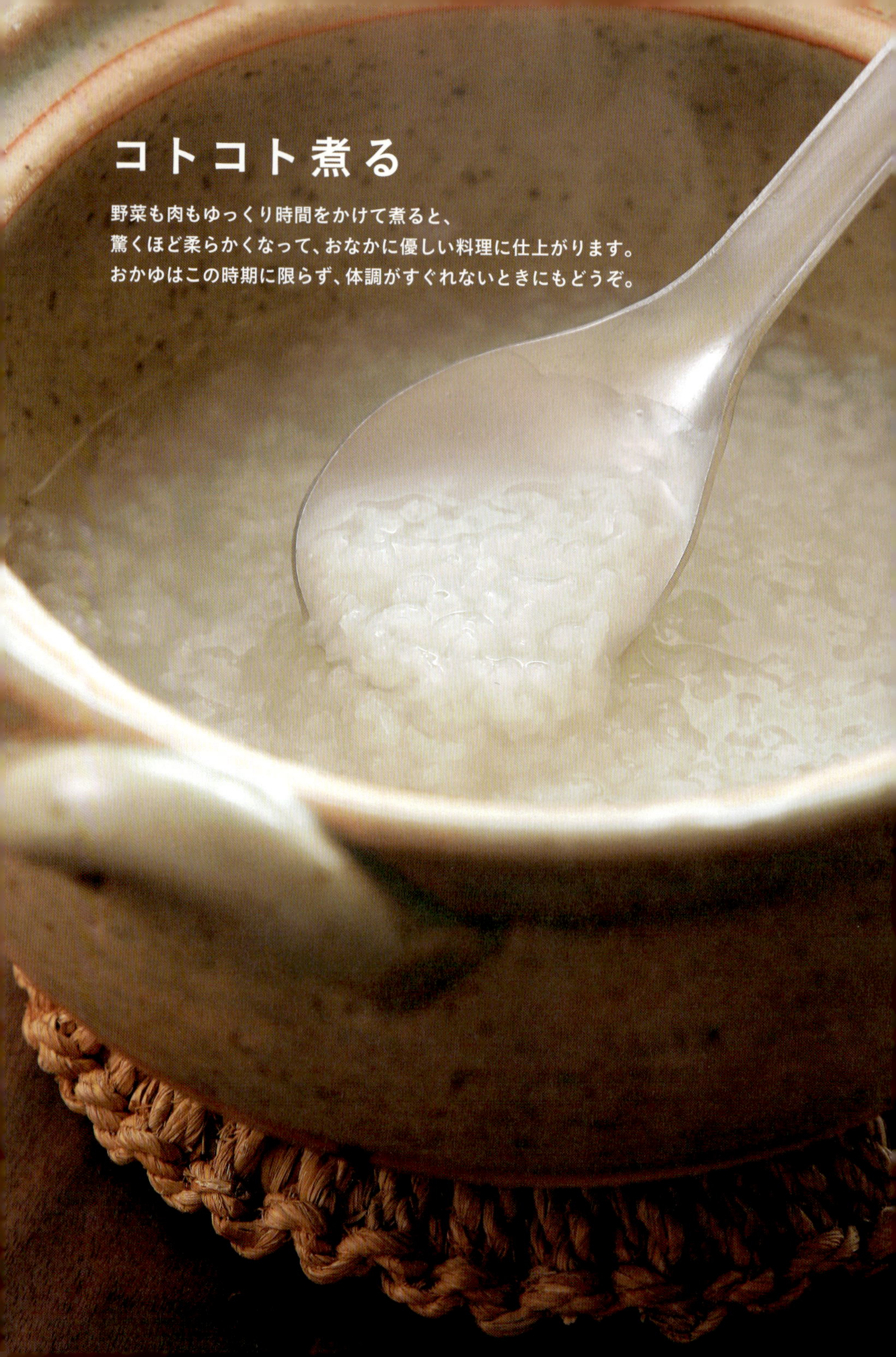

サラっとふっくらと炊き上がる白がゆです

基本のおかゆ

材料（2〜3人分）

米……1カップ　　水……10カップ

作り方

1. 米をといで大きな土鍋または厚手の鍋に入れ、水を加えて20〜30分浸す。このとき水の量は、鍋の縁から⅓くらいの高さまでにし、多いときは水を減らすようにする（写真a）。
2. 1を強火にかけ、煮立ったらすぐに鍋底から大きくかき混ぜる（写真b）。
3. ふたを少しずらしてかぶせ（写真c）、吹きこぼれないくらいの強い火加減で20分炊く。火を止めてふたをぴったりと閉めて10分蒸らす。ちりめん山椒や半熟卵、梅干しなどを添える。

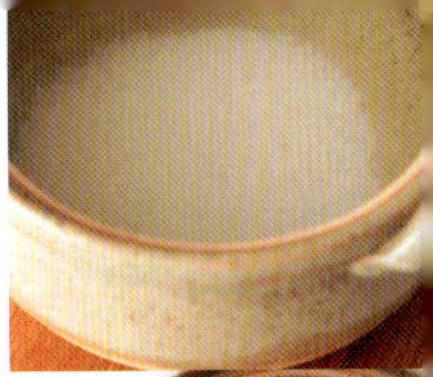
a

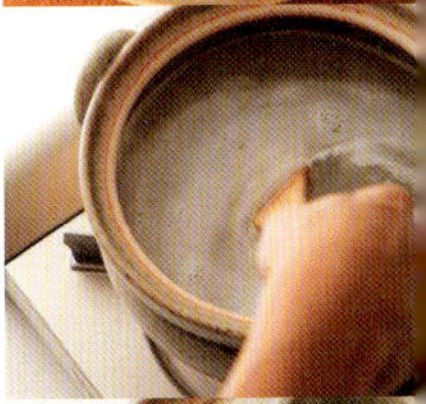
b

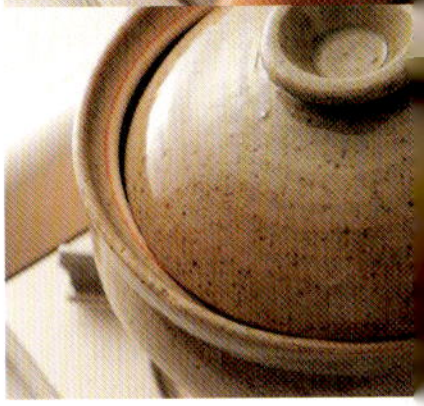
c

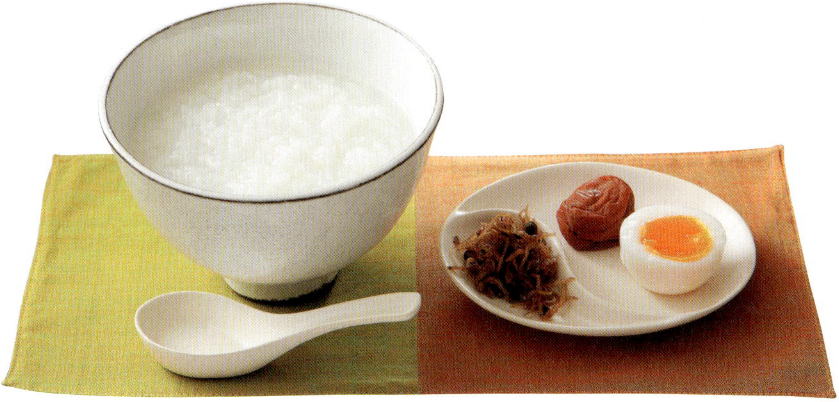

手作りちりめん山椒

材料（作りやすい分量）**と作り方**

1. 湯を沸かし、ちりめんじゃこ50gを入れて中火で2〜3分ゆでてざるに上げる。
2. 鍋に酒、みりん各大さじ3を入れて煮立て、1と実山椒の佃煮大さじ2を加え、ふたをして弱火で5分ほど煮る。しょうゆ大さじ1を加え、汁気がなくなるまで煮る。一晩おくと、よりおいしい。冷蔵庫で約1週間保存可能。

おかゆバリエーション

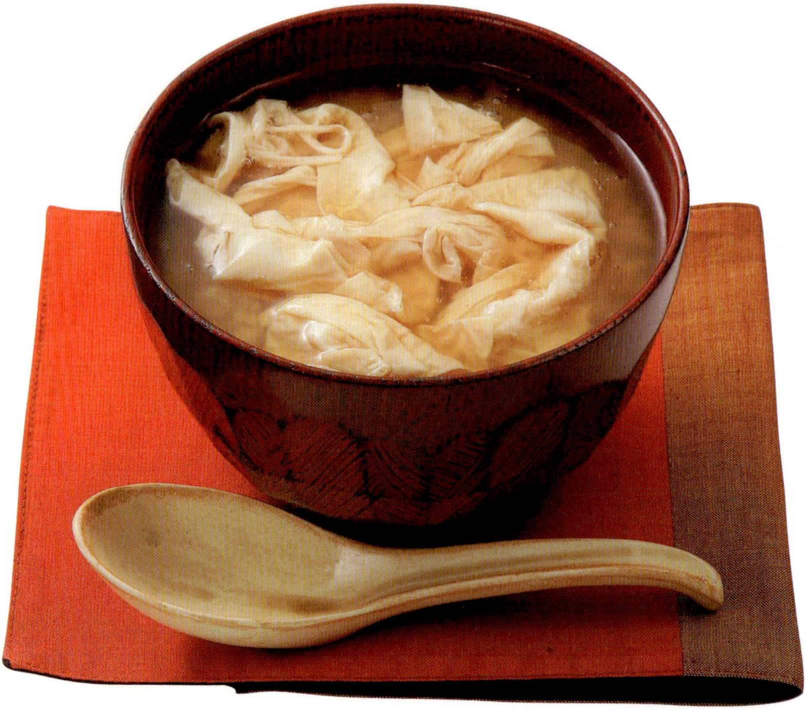

トロリとしたあんが
湯葉とおかゆをおいしくつないでくれます

湯葉がゆ

材料（2〜3人分）

基本のおかゆ……同量
生湯葉……50g
だし……1カップ
A｜薄口しょうゆ…大さじ1
　｜みりん…大さじ1½
片栗粉……小さじ2

作り方

1. P.11を参照して基本のおかゆを作る。
2. 鍋にだしとAを入れてひと煮立ちさせ、生湯葉をちぎって加えて、2〜3分弱火で煮る。
3. 倍量の水で溶いた片栗粉を加え混ぜて、とろみがついたら熱々のおかゆにかける。

すずきやひらめなどの白身魚や
帆立貝柱の刺身をのせても

刺身がゆ

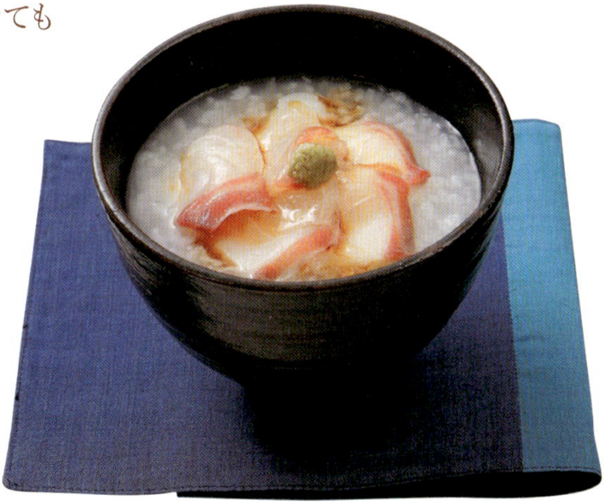

材料(2〜3人分)
基本のおかゆ……同量
鯛の刺身……適量
おろしわさび、
薄口しょうゆ……各適量

作り方

1. P.11を参照して基本のおかゆを作る。
2. 鯛の刺身を熱々のおかゆにのせ、わさびを添え、しょうゆをたらして食べる。

驚くほど簡単にできる
鶏のだしがきいた本格的な中華がゆ

ささみの中華がゆ

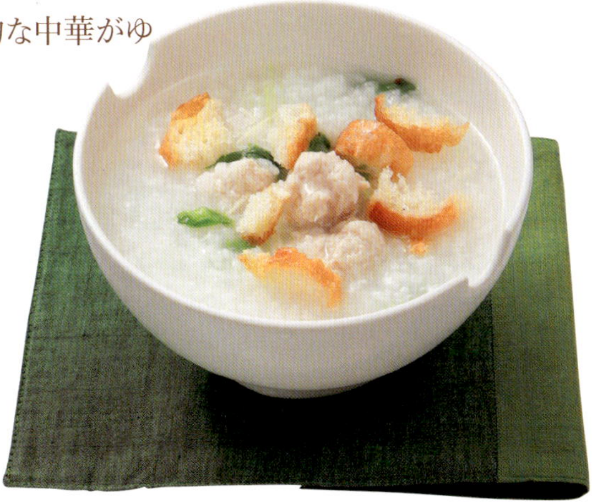

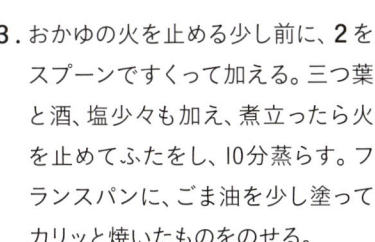

材料(2〜3人分)
基本のおかゆ……同量
鶏ささみ……4本
塩……少々
酒……大さじ1
三つ葉(刻む)……適量
フランスパン(薄切り)…適量

作り方

1. P.11を参照して基本のおかゆを作り始める。
2. 鶏ささみは筋を引き、細かく切る。塩ひとつまみを加え、さらに包丁でたたいてペタッとしたすり身にする。
3. おかゆの火を止める少し前に、**2**をスプーンですくって加える。三つ葉と酒、塩少々も加え、煮立ったら火を止めてふたをし、10分蒸らす。フランスパンに、ごま油を少し塗ってカリッと焼いたものをのせる。

トマトの酸味とチーズが食欲をそそるイタリアン。
いつもの和風雑炊に飽きたときにおすすめです。
えびやゆでたじゃがいもを加えても美味

帆立とトマトのリゾット雑炊

材料（2人分）

ご飯 …… お茶碗2杯分
帆立貝柱（刺身用）…… 120g
トマト水煮 …… ½缶（200g）
白ワイン …… 大さじ2
固形チキンスープの素 …… ½個
塩、こしょう …… 各少々
オリーブ油 …… 小さじ1
パルメザンチーズ … 小さじ2
バジルの葉 …… 適宜

作り方

1. トマトは芯を除き、手でつぶして鍋に入れ、水1½カップ（分量外）と固形チキンスープを加えて火にかける。煮立ったらアクをとり、中火で3分ほど煮る。
2. ご飯（冷やご飯でも温かいご飯でも）を加えて少し煮て、ご飯がふっくらしてきたら帆立貝柱と白ワインを加えて2分ほど煮る。塩、こしょうで味を調え、オリーブ油を加えたらすぐに火を止める。
3. 皿に盛り、パルメザンチーズをふりかけて、バジルの葉をちぎって散らす。

ボイル帆立のヒモは消化が悪いので、刺身用の貝柱を使うようにしてください。貝柱は煮過ぎると硬くなり、消化が悪くなるので注意しましょう。また、かきは消化がよいといわれてますが、免疫力の落ちている退院直後の時期には避けたほうがよいようです。
家族の方はチーズとオリーブ油をいっぱいかけて、もっとイタリアンにして召し上がってください。

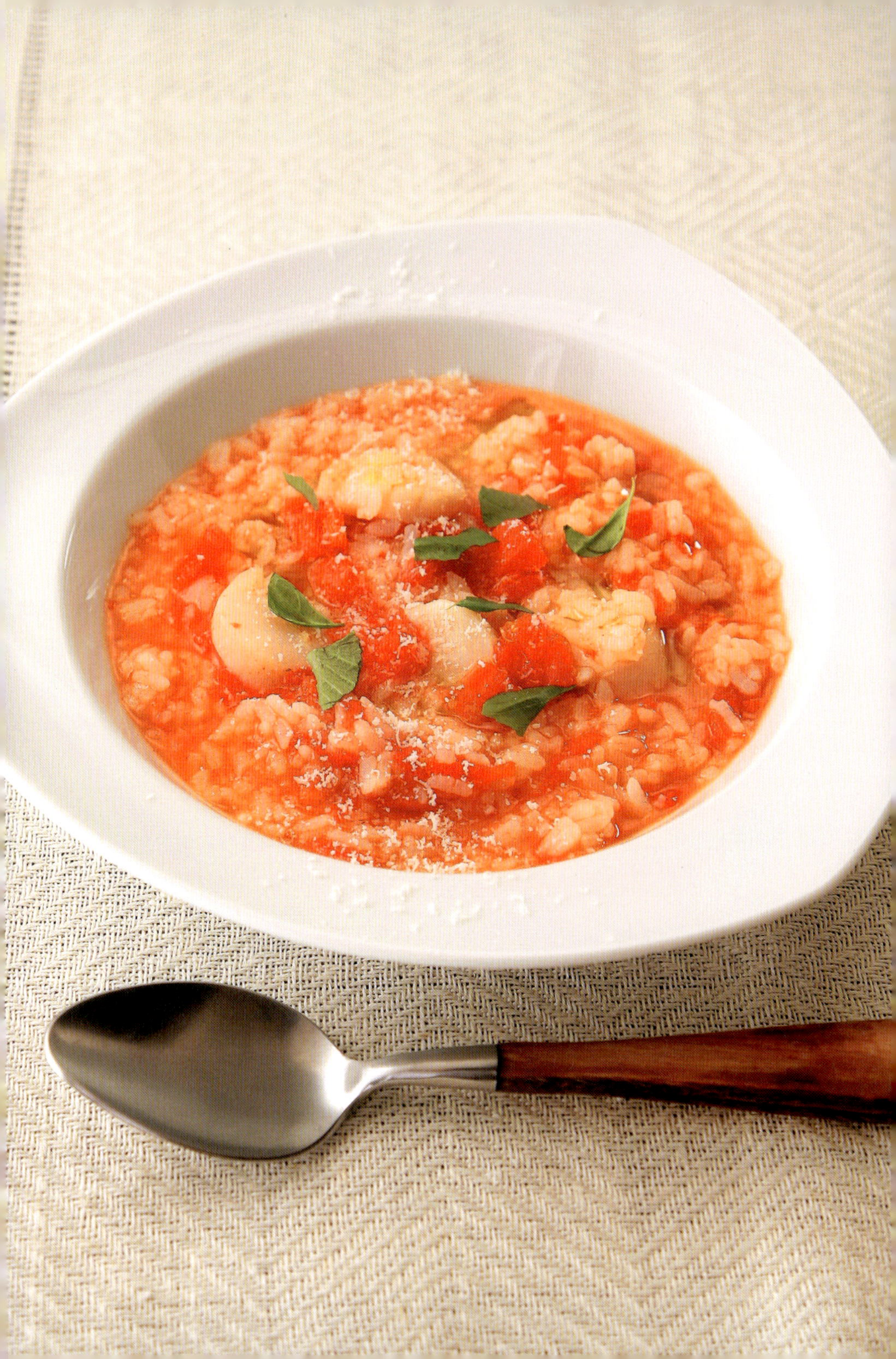

具だくさんなごちそう鍋です。
うどんはふっくら柔らかく煮ましょう

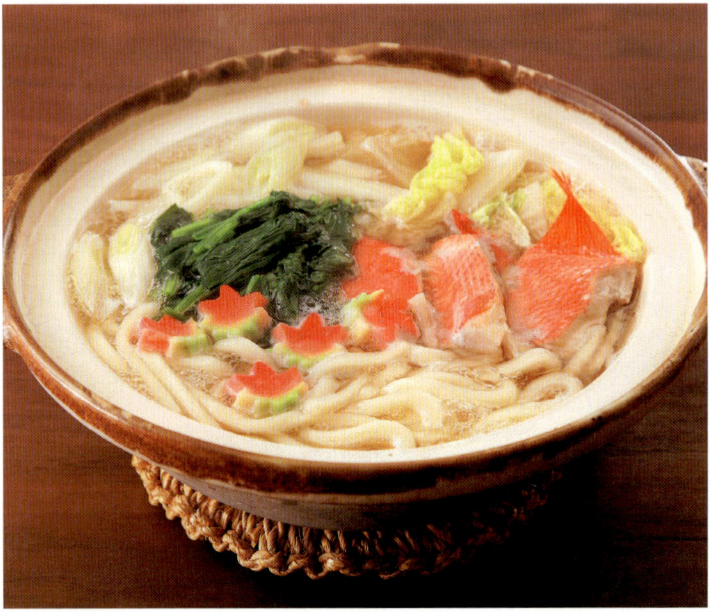

16

うどんすき

材料（4人分）

ゆでうどん……4玉
金目鯛（切り身）……4切れ
白菜……¼個
長ねぎ……2本
ほうれん草……1把
生麩……1本
（もみじ麩。好みのもので）
だし……2ℓ
みりん、薄口しょうゆ、酒
……各大さじ5

作り方

1. 金目鯛は3つに切り、霜降りにする。
2. 白菜はざく切りに、長ねぎは斜め薄切りにする。ほうれん草は塩ゆでし、水にさらしてアクを抜き、4cm長さに切って水気を絞る。
3. 土鍋にだしと調味料を入れ、煮立ち始めたら白菜と長ねぎを加える。野菜が柔らかく煮えたら、うどんと金目鯛、生麩を加えて煮る。魚に火が通り、うどんがふっくら煮えてきたら、ほうれん草を加えてさっと火を通す。

細いそうめんや稲庭うどん、そばなどは、ツルツルと噛まずに飲み込んでしまいがちなので、消化がよくありません。うどんでも、歯ごたえのある讃岐うどんも同様です。

生地を”ひっつまんで”加えるので、この名前が。
主食にもなる具だくさん汁もの

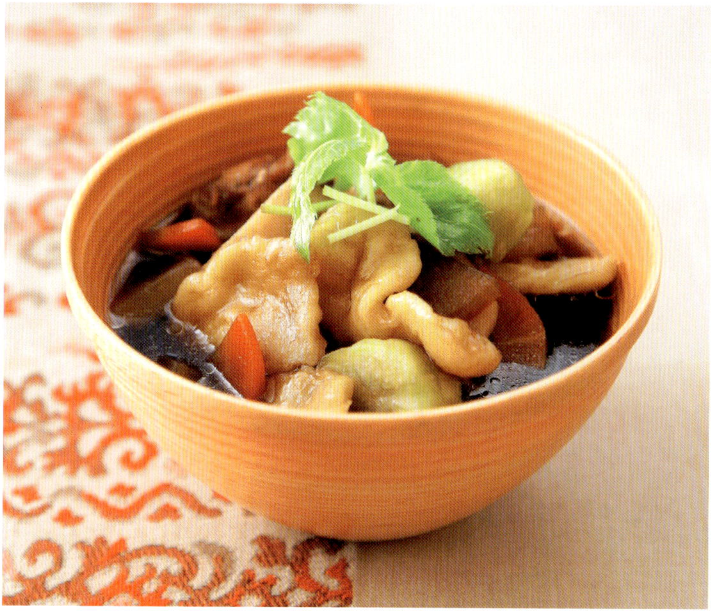

ひっつみ汁

材料（4人分）

ひっつみ*

- 薄力粉（あれば中力粉）… 200g
- 水 …120mℓ
- 塩 …ひとつまみ

鶏もも肉（一口大に切る）… 1枚（250g）
大根（薄いいちょう切り）… 10cm
にんじん（薄いいちょう切り）… ½本
なす …… 3本
昆布 …… 5cm
しょうゆ、みりん … 各大さじ2
酒 …… 大さじ4
三つ葉（刻む）…… 少々

*市販のすいとんを利用してもよい。

作り方

1. ボールに薄力粉と塩をふるい、水を少し残して（生地が堅いときの調節用）加える。手で全体に混ぜたら軽くこねて耳たぶ程度の硬さにする。ラップをかけて約30分休ませる。
2. なすは皮をむいて1cm厚さの輪切りにし、塩水につけてアクを抜く。
3. 鍋を熱し、鶏肉を皮目を下にして焼く。脂が出てきたら裏返して焼き、水2ℓ（分量外）を注ぐ。野菜と昆布を加え、ひと煮立ちしたらアクを取り、中火で20分ほど煮る。
4. **1**の生地を少量をちぎり、両手で引っぱるように薄く広げて、**3**に加える。調味料を加え、ひっつみが透き通るまで4〜5分煮る。器に盛り、三つ葉を散らす。

じっくり煮こんだ肉と野菜は
とろけそうに柔らかでふくよか。
滋養たっぷりのスープも残さずいただきましょう

ポトフ

材料（4人分）
鶏もも肉（骨つき）…… 2本
にんじん …… 1本
玉ねぎ …… 1個
じゃがいも …… 4個
かぶ …… 小8個
ローリエ …… 1枚
パセリ …… 少々
ソーセージ（家族用に）…… 5〜6本
塩、こしょう …… 各適量
粒マスタード …… 適量

作り方

1. 鶏肉は関節の所で半分に切り、塩、こしょうを全体にふっておく。にんじんは皮をむき、縦半分に切って4つに切る。じゃがいも、玉ねぎは皮をむいて縦半分に切る。かぶは茎を1cm残して切り、皮をむく。1株分の葉は4cm長さに切っておく。
2. 鍋に鶏肉とにんじん、玉ねぎ、ローリエ、パセリ、塩、こしょう各少々を入れ、たっぷりの水（2ℓほどが目安）を注いで強火にかける。煮立ったらアクを取り、弱火にして40〜50分煮る。煮ている間、時々アクをすくうと、澄んだおいしいスープになる。
3. じゃがいもとかぶ、ソーセージを加えて15分ほど煮て、かぶの葉を加え、さらに5分ほど煮る。じゃがいもが柔らかく煮えたら、塩で味を調えて仕上げる。粒マスタードを添えて食べる。

この時期、ソーセージは家族の方だけが召し上がってください。鶏もも肉の代わりに手羽元や豚ヒレ肉で同様に作ってもおいしいものです。ただし豚バラ肉は、脂が多いので我慢しましょう。

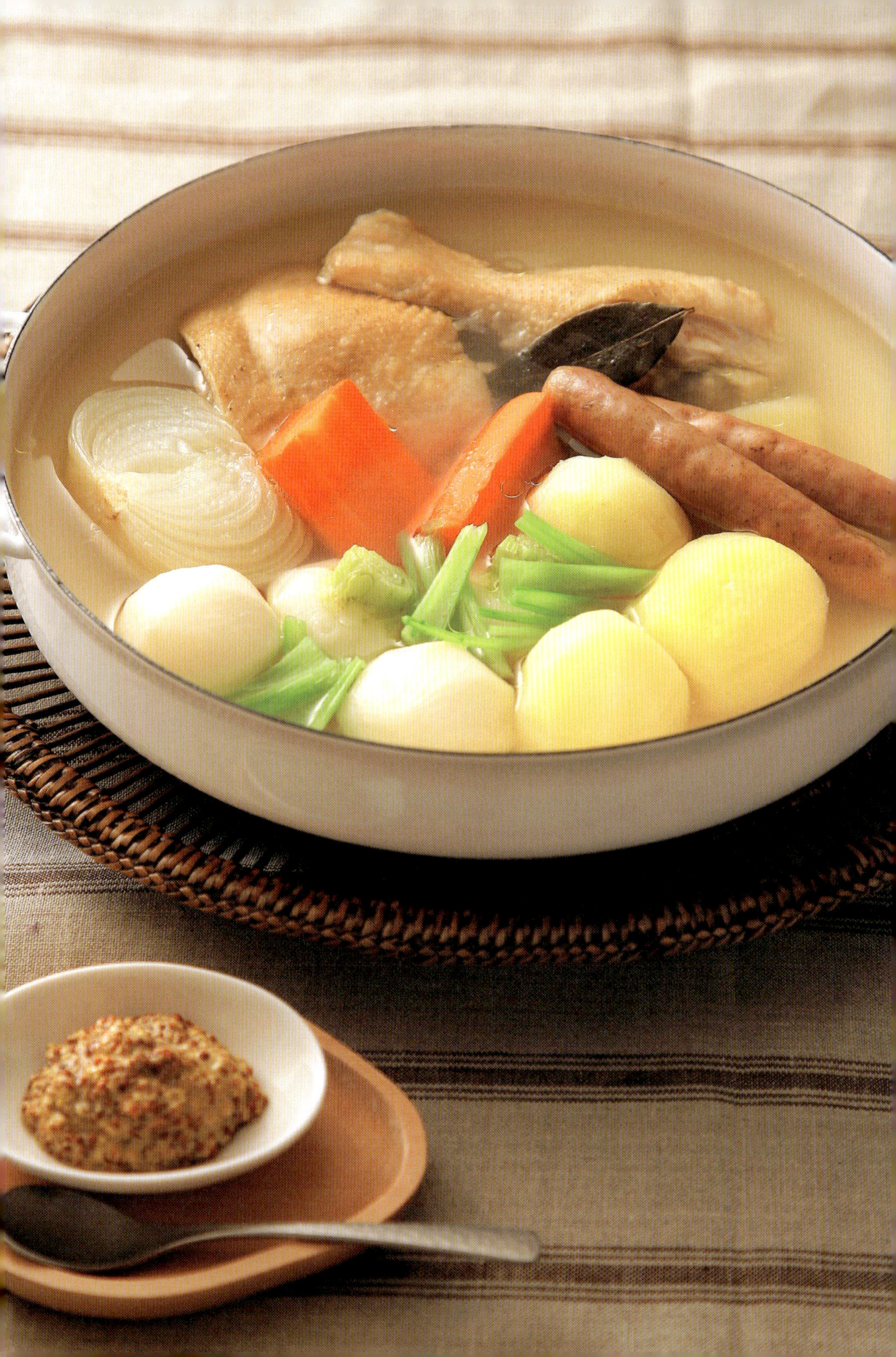

あっさりとした和洋折衷の味わいです。
牛肉のほか、豚ヒレ肉や、皮を除いた鶏もも肉を
同様にたたいて作ってもおいしい

ロールキャベツ

材料（4人分）

キャベツの葉……大4枚
牛もも薄切り肉（赤身）……200g
玉ねぎ（みじん切り）……½個
A
　卵……小1個
　パン粉……大さじ5
　しょうゆ、酒……各小さじ2
　ナツメグ……少々
昆布……5cm
しょうゆ……小さじ1
酒……大さじ2
トマト*……小4個
塩、こしょう……各少々
パセリ（みじん切り）……少々

*トマトはフルーツトマト大の大きさのものを。

作り方

1. キャベツは外側の大きな葉を破らないようにはがす。鍋に湯をたっぷりと沸かし、葉を入れてしんなりするまでゆで、冷水にとって水気を拭く。ゆで汁は、煮るときに使うのでとっておく。
2. 牛肉は包丁で細かく刻み、さらにトントンと細かくたたく。トマトは皮を湯むきし、横半分に切って種をきれいに取り、さらに半分に切る。
3. ボールに**2**の牛肉を入れて、手でよくこねる。玉ねぎと**A**の材料を加えて全体に混ぜて練り、4等分して大きなボール状にまとめる。
4. キャベツの葉を広げ、**3**のたねをのせる。手前から巻き、左右を折りたたんでくるくる巻いて、巻き終わりを楊枝で留める。
5. 4個がぴったり入る鍋に**4**を並べ、**1**のキャベツのゆで汁1ℓを注ぎ、酒を加える。上に昆布をのせ、火にかける。煮立ったら弱火にし、落としぶたをして30分ほど煮る（途中10分ほどで、昆布は取り出す）。トマトを加え、さらに5分ほど煮て、しょうゆ、塩、こしょうで味を調える。器に盛り、パセリをふる。

市販の普通のひき肉は脂身が多いので、できれば赤身の肉をたたいて作りましょう。ふんわりした、ひと味違ったロールキャベツが味わえます。

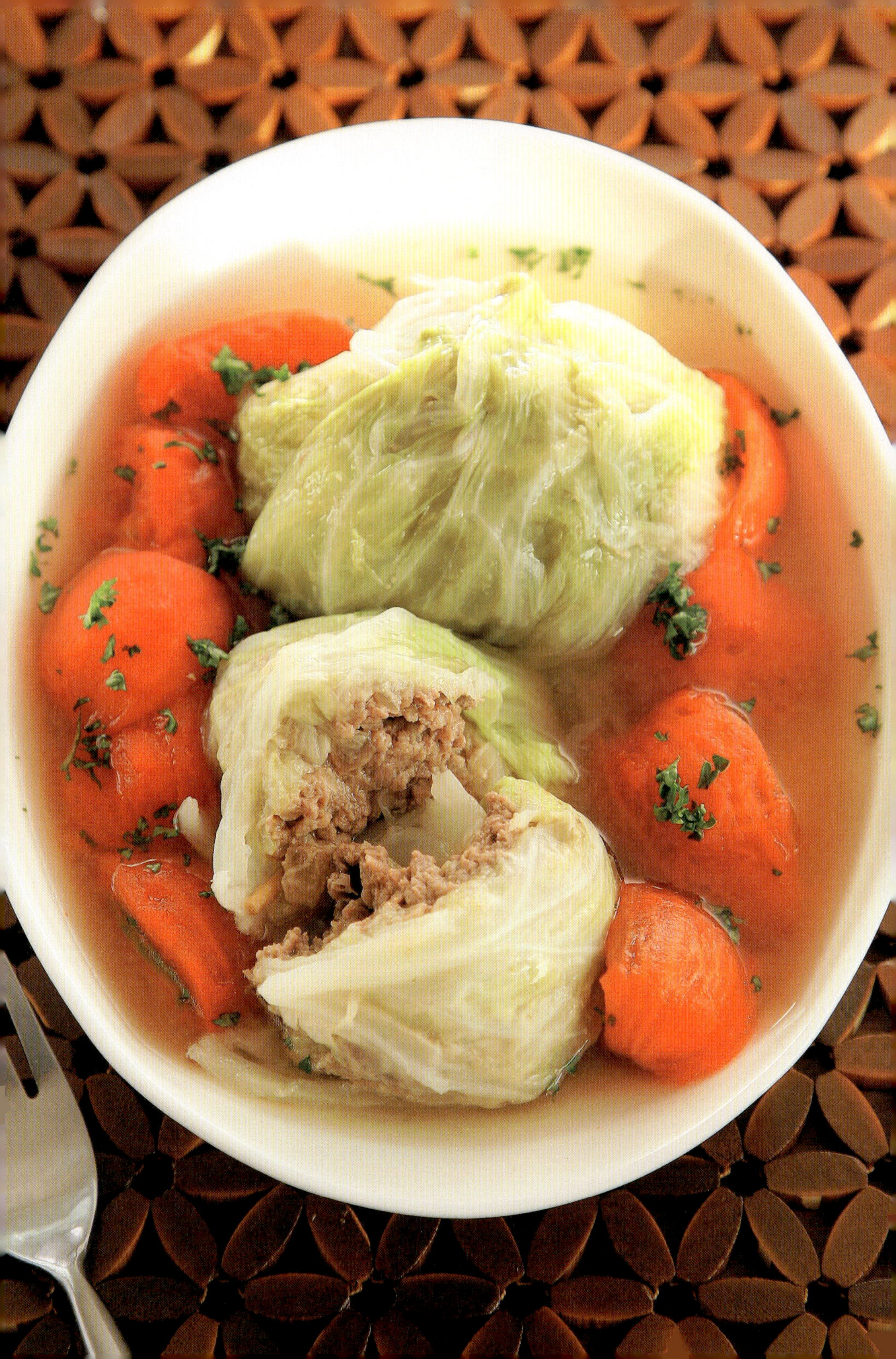

つぶす・すりおろす

野菜をつぶしたり、すりおろして固形分がない状態で使うと、
喉ごしもよく、消化もスムーズになります。
野菜の栄養が丸ごととれ、おまけに体にしみこむような優しい味わいに。

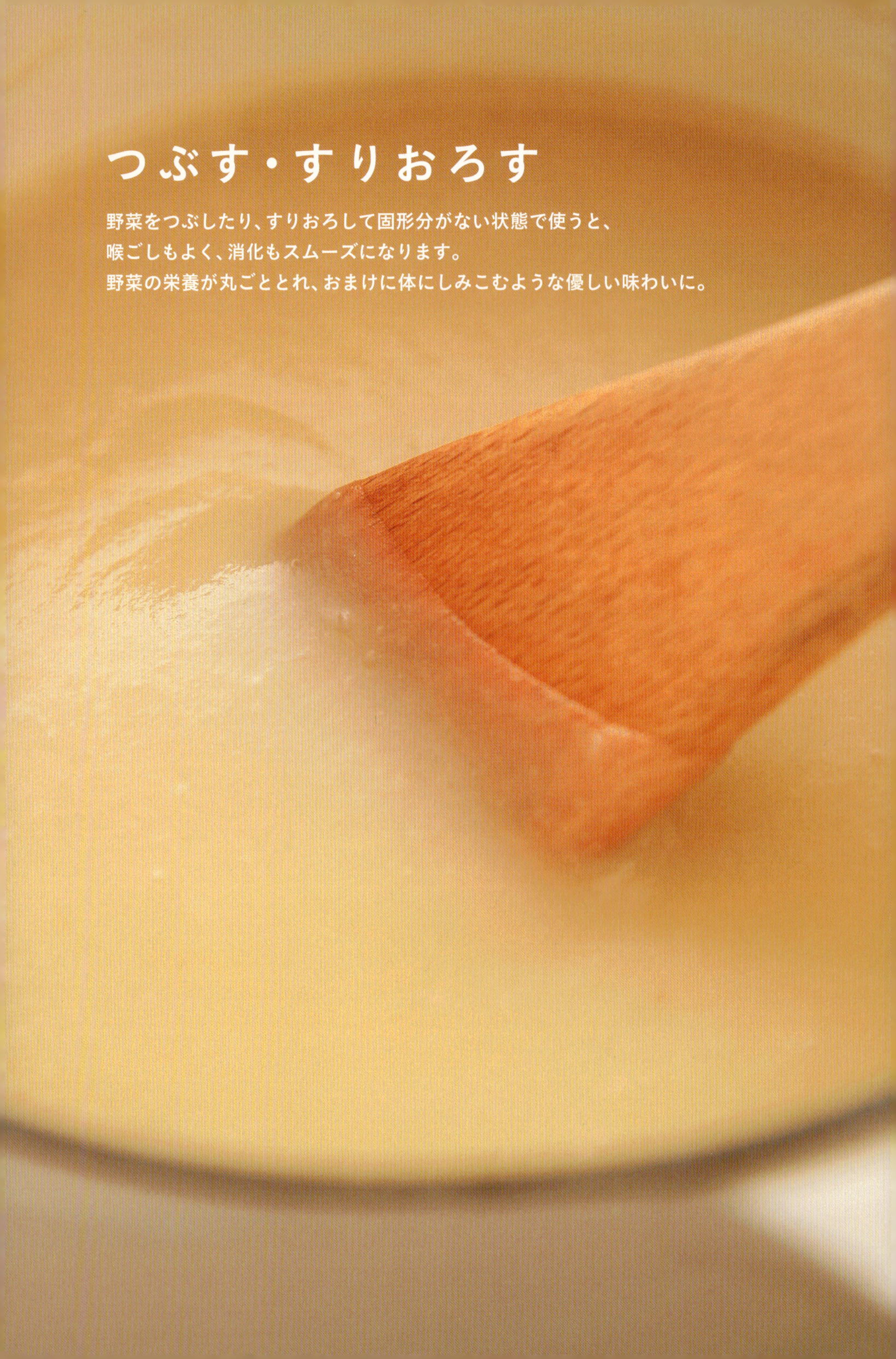

野菜とスープストックの栄養が丸ごと吸収できます

基本のじゃがいものポタージュ

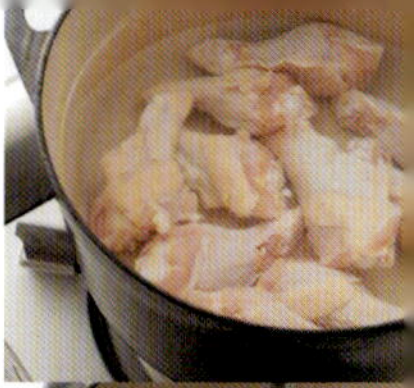

a

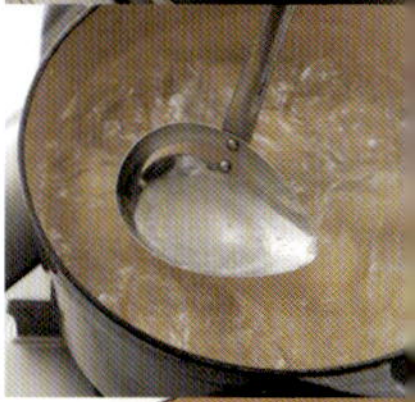

b

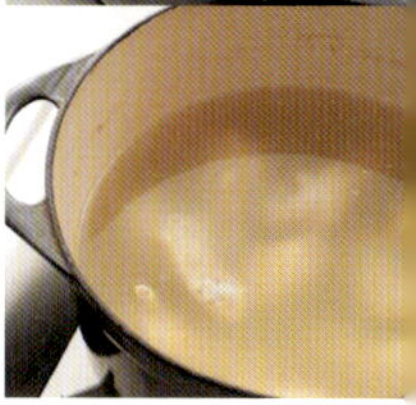

c

材料（4人分）

じゃがいも……4個
玉ねぎ……1/2個
オリーブ油またはバター…小さじ2
スープストック*……1ℓ
ローリエ……1枚
牛乳……1カップ
塩……少々
食パン……適量

＊水1ℓに固形チキンスープの素1/2個を溶かしてもよい。

作り方

1. じゃがいもは皮をむき、1cm幅のいちょう切りにして、水でさっと洗う。玉ねぎは繊維に直角に薄切りにする。
2. 鍋にオリーブ油を熱し、玉ねぎをしんなりするまで中火で炒める。次にじゃがいもを加えて炒める。油が全体に回ったら、スープストックとローリエを加え、煮立ったらアクを取り、弱火で約20分煮る。
3. ローリエを取り出し、粗熱がとれたらミキサーにかける。滑らかになったら鍋に戻し、牛乳を加えて温め、塩で味を調える。角切りにした食パンをトーストしてのせ、あればセルフィーユを添える。

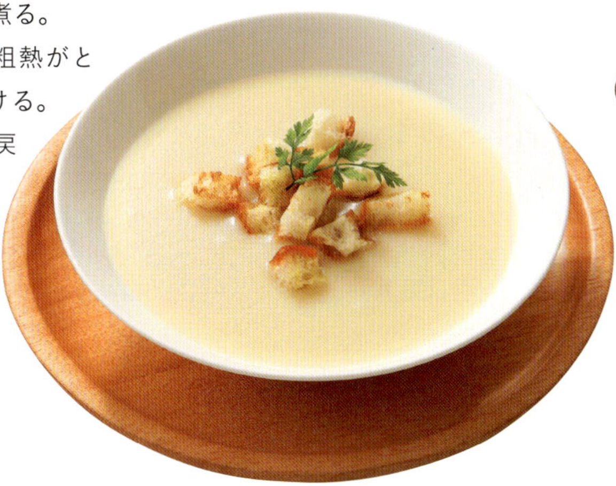

スープストックを作る

材料と作り方（でき上がり1～1.2ℓ）

1. 鶏手羽元10本をきれいに洗って鍋に入れ、たっぷりと水を注いで火にかける（写真**a**）。
2. 煮立ったらアクを取り（写真**b**）、ふつふつと煮立つ程度の火加減で約1時間煮る。
3. 時々アクをすくうと、きれいに澄んだおいしいスープになる（写真**c**）。取り出した手羽元はサラダや、そのまま甘辛く煮て利用を。

ご飯の粒でとろみづけするのが、コツ。
熱いので気をつけて召し上がれ

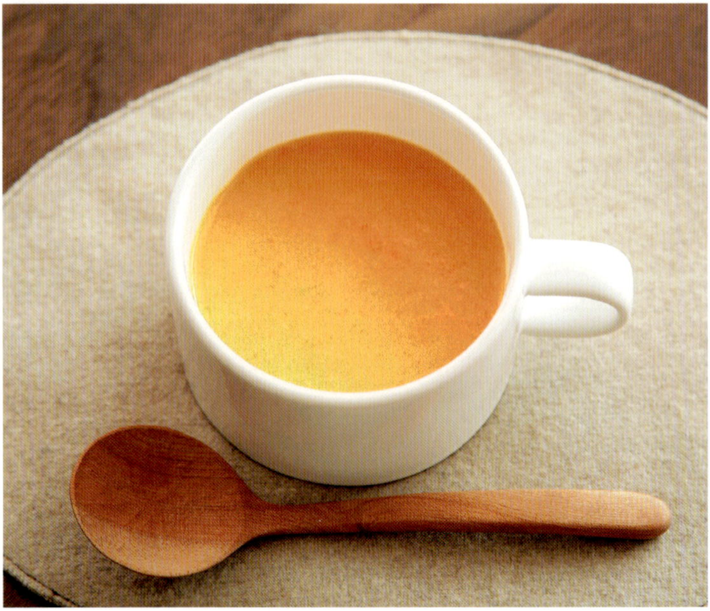

にんじんのポタージュ

材料（4人分）

にんじん……2本

玉ねぎ……½個

オリーブ油またはバター
……小さじ2

スープストック（P.23参照）*…1ℓ

ご飯……大さじ2

ローリエ……1枚

生クリーム……大さじ4

塩……少々

*水1ℓに固形チキンスープの素½個を溶かしてもよい。

作り方

1. にんじんは皮をむき、薄いいちょう切りにする。玉ねぎは繊維に直角に薄切りにする。
2. 鍋にオリーブ油を熱し、玉ねぎを中火で炒める。玉ねぎがしんなりして透き通ってきたら、にんじんを加えて炒める。油が全体に回ったら、スープストックとご飯、ローリエを加える。煮立ったらアクを取り、弱火で20分煮る。
3. ローリエを取り出し、粗熱がとれたらミキサーにかける。滑らかになったら鍋に戻し、生クリームを加えて温め、塩で味を調える。

抗がん作用が高いブロッコリーが
たっぷりと食べられる色鮮やかなポタージュ

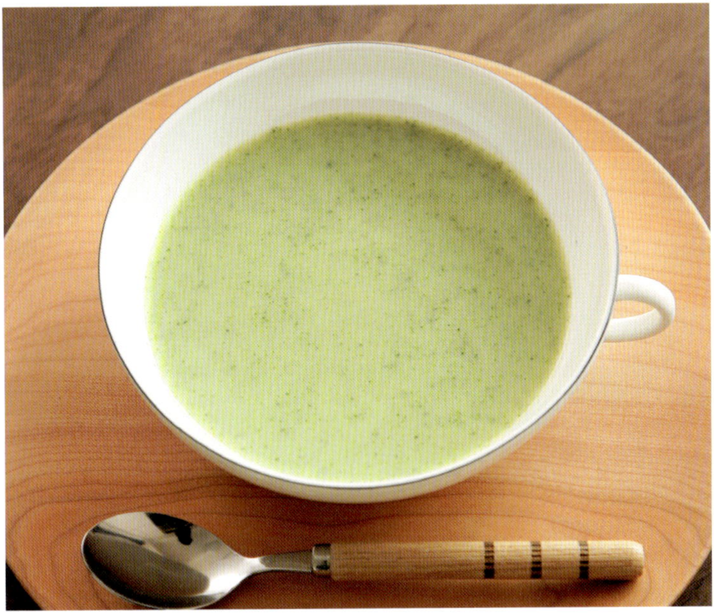

ブロッコリーのポタージュ

材料(4人分)

じゃがいも …… 4個

玉ねぎ …… ½個

オリーブ油またはバター
…… 小さじ2

スープストック(P23参照)*… 1ℓ

ローリエ …… 1枚

ブロッコリー …… 小1株

牛乳 …… 1½カップ

塩 …… 少々

*水1ℓに固形チキンスープの素½個を溶かしてもよい。

作り方

1. ブロッコリーは小房に分け、柔らかくゆでておく。

2. P.23を参照して基本のじゃがいものポタージュを作る。**3**でミキサーにかけるときに、**1**のブロッコリーも加て攪拌する。滑らかになったら鍋に戻し、牛乳を加えて温め、塩で味を調える。

基本のじゃがいものポタージュの半量を利用して作っても。この場合、ブロッコリーは小½株に、仕上げの牛乳は¾カップにします。

生クリームのようなコクのもとは、隠し味の白みそ。
豆乳を加えたら煮すぎないように注意します

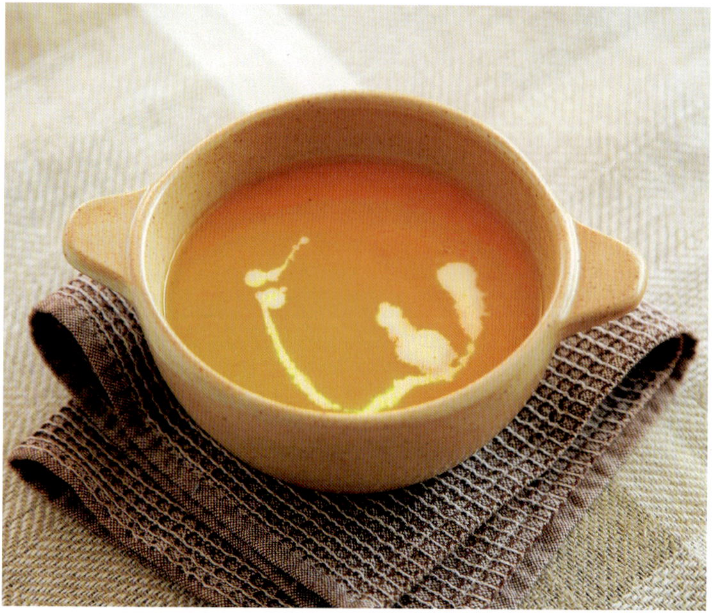

かぼちゃの和風ポタージュ

材料（3〜4人分）

かぼちゃのマッシュ …… 400g
　かぼちゃ …… ¼個
昆布だし …… 2カップ
豆乳（無調整）…… ½カップ
白みそ …… 大さじ4
塩 …… 少々

作り方

1. かぼちゃは種と皮を取り、2cm角に切って鍋に入れる。ひたひたに水を注ぎ、ふたをして強めの中火で10分ほど煮る。かぼちゃが柔らかくなったら、ふたをとって水分を飛ばし、木じゃくしなどでつぶしてマッシュにする。この分量で、400〜450gのマッシュができる。
2. 鍋にかぼちゃのマッシュと昆布だしを入れ、よく混ぜて火にかける。煮立ったら火を止めて、豆乳と白みそを加え、塩で味を調える。
3. 2を再び火にかけ、ひと煮立ちしたら火を止め、器に注ぐ。豆乳少々を回しかける。

かぼちゃは免疫力アップ効果の高い
ビタミンA・C・Eが豊富です

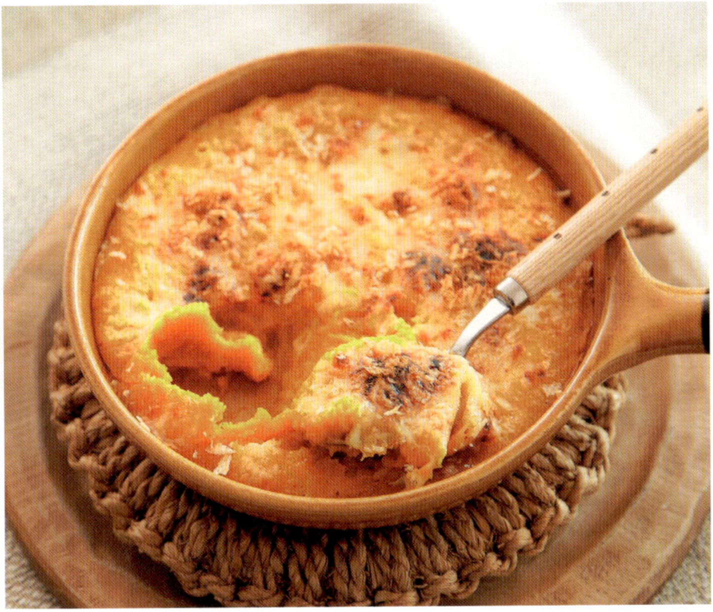

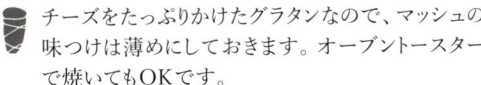

かぼちゃのグラタン

材料（3〜4人分）

かぼちゃのマッシュ …… 400g
牛乳 …… 1½カップ
ナツメグ、塩 …… 各少々
ピザ用チーズ …… 40g
パン粉 …… 適量

作り方

1. P.26と同様にかぼちゃのマッシュを作る。
2. 鍋にかぼちゃのマッシュと牛乳を入れてよく混ぜ、火にかける。煮立ったら火を止めて、ナツメグと塩を加えて味を調える。
3. 2をグラタン皿に入れ、チーズを全体に散らしてパン粉をふる。220℃に温めておいたオーブンに入れて約10分、表面がこんがりするまで焼く。

チーズをたっぷりかけたグラタンなので、マッシュの味つけは薄めにしておきます。オーブントースターで焼いてもOKです。

この時期、長いもは生で食べても大丈夫ですが、
強壮効果の強すぎる大和いもは少し煮るようにしましょう

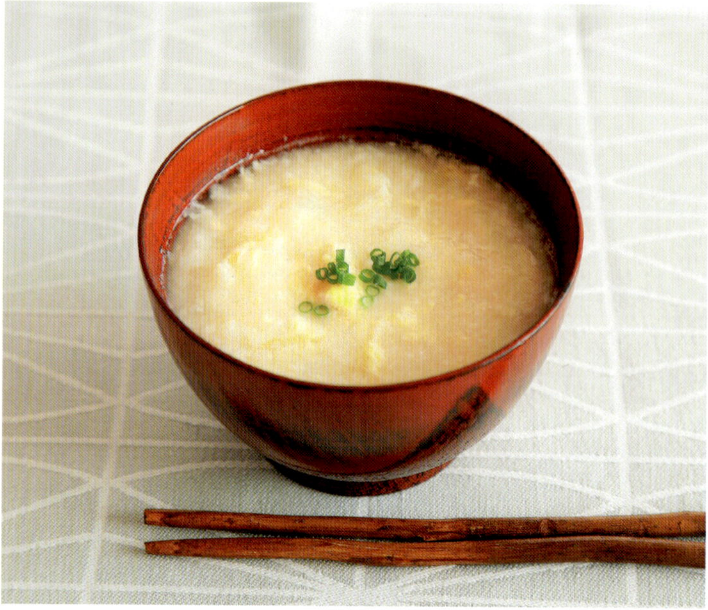

山いものすり流し汁

材料（4人分）

大和いものすりおろし
……150g
だし……3カップ
酒……大さじ1½
薄口しょうゆ……大さじ1
塩……少々
卵……小1個
万能ねぎ（小口切り）……適量

作り方

1. 大和いもはボールに入れ、箸で混ぜておく。
2. 鍋にだしを温め、酒としょうゆを加えて塩で味を調える。ひと煮立ちしたら1を入れて、箸でかき混ぜて汁と混ぜる。再び煮立ったら、溶き卵を少しずつ流し入れ、卵がふんわり浮いてきたら火を止める。椀に盛り、万能ねぎを散らす。

ゆっくりとろ火で煮ると、ふんわりとしたおだんごに。
ゆずの香りが上品なワンランクアップの味

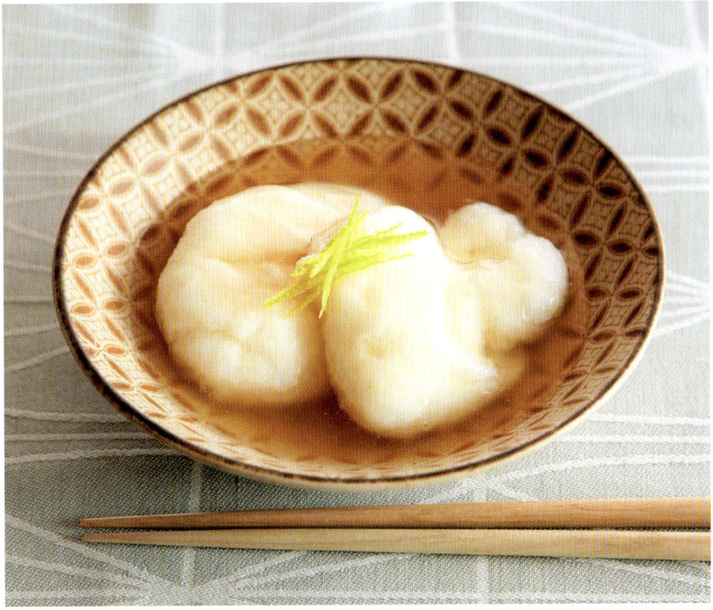

山いものふわふわだんご

材料（4人分）

大和いものすりおろし … 200g
片栗粉 …… 大さじ½
だし …… 2½カップ
薄口しょうゆ …… 大さじ2
みりん、酒 …… 各大さじ1
片栗粉 …… 大さじ1⅓
ゆずの皮（せん切り）…… 適量

作り方

1. 大和いもはボールに入れ、箸でふんわりするまでよく混ぜ、片栗粉大さじ½を加えて、さっと混ぜておく。
2. 鍋にだしを温め、1の大和いもを8等分し、丸いだんご状に形作って4個入れる。弱火で5分ほど、指で押してみて弾力が出るまでゆでる。おたまで取り出し、汁気をきって器に盛る。残りも同様にゆでる。
3. 2の鍋にしょうゆ、みりん、酒を加え、倍量の水で溶いた片栗粉を加えてとろみをつける。2のだんごにかけて、ゆずを散らす。

おなかに優しい素材で

おなじみの豆腐、湯葉、卵、白身魚などは、消化がよく、栄養価も高い安心素材です。
どんな食材とも相性がいいので、毎日の料理に積極的に取り入れましょう。

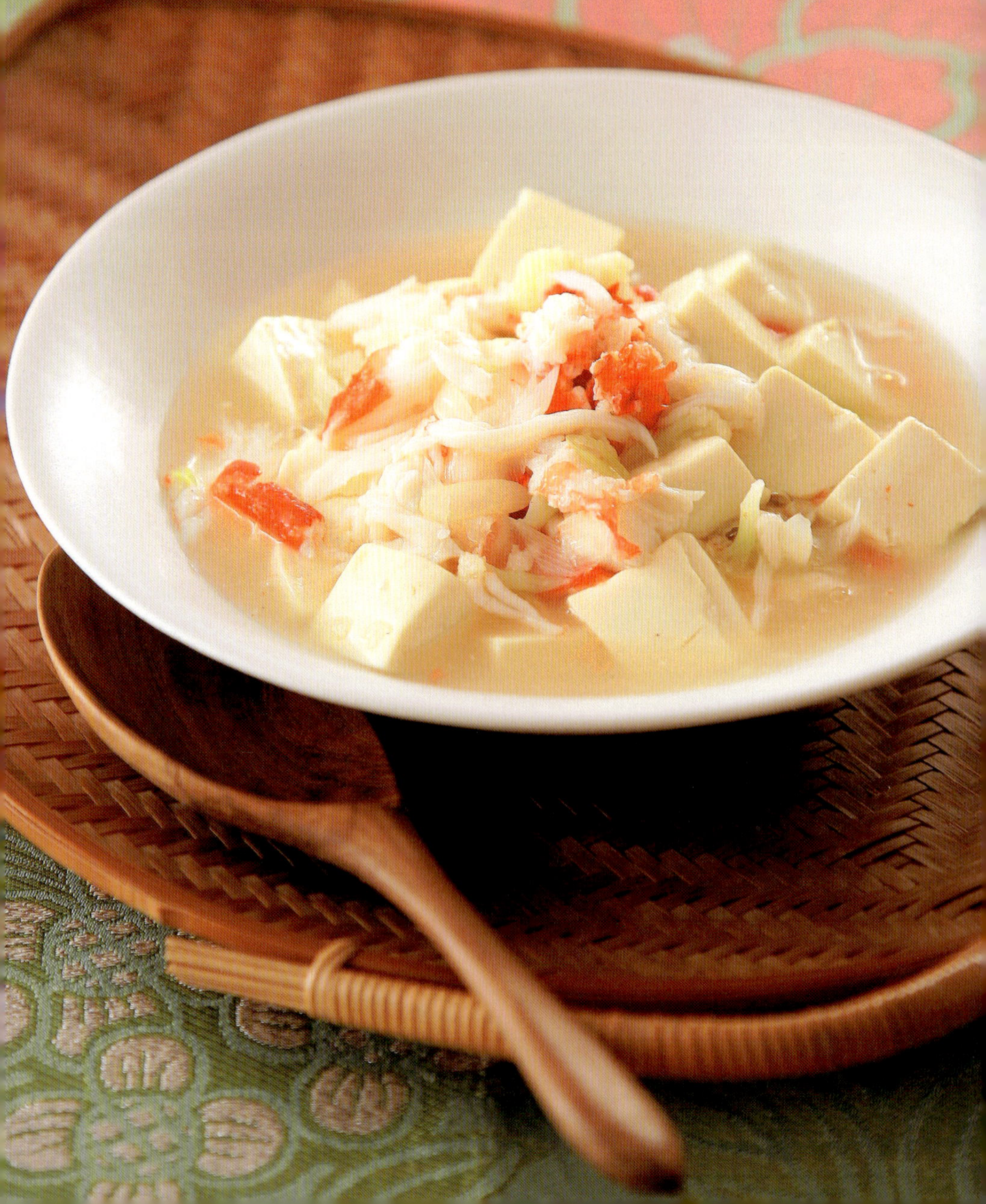

かにの旨みがしみこんだ豆腐と
ほんのり甘いカリフラワーがベストコンビ。
上品でやさしい味の一皿です

豆腐とかに、カリフラワーの中華風うま煮

材料(4人分)

絹ごし豆腐 …… 2丁
かにの身 …… 200g
カリフラワー …… ½株
長ねぎ …… ½本
酒 …… 大さじ2
砂糖 …… 大さじ1
塩、こしょう …… 各少々
片栗粉 …… 大さじ2
しょうがのしぼり汁
…… 1かけ分
サラダ油 …… 大さじ1⅓

作り方

1. かにの身は食べやすいようにほぐす。カリフラワーは小房に分け、柔らかめにゆでて小さくほぐしておく。長ねぎは斜め薄切りにする。
2. 中華鍋に湯を沸かし、塩少々と一口大に切った豆腐を入れて中火で2〜3分ゆでる。静かにざるに上げて、水気をきっておく。
3. **2**の鍋にサラダ油を熱し、長ねぎを加えて炒め、香りが立ってきたら水2カップ(分量外)を加える。かにとカリフラワー、酒、砂糖を加え、ひと煮立ちしたら**2**の豆腐を加えて3分ほどクツクツと煮る。
4. 塩、こしょうで味を調え、倍量の水で溶いた片栗粉を加えてとろみをつけ、仕上げにしょうがの絞り汁を加える。

水煮缶詰のかにはかたくて消化が悪いので、たらばやずわいなどのボイルしたかにの身を使います。煮汁は水ではなくスープストックを使うと、もっと本格的な中華味になります。

具には小さく切ったお餅や生麩もおすすめ。
生のぎんなんをゆでたものは、刺激が強いので避けます

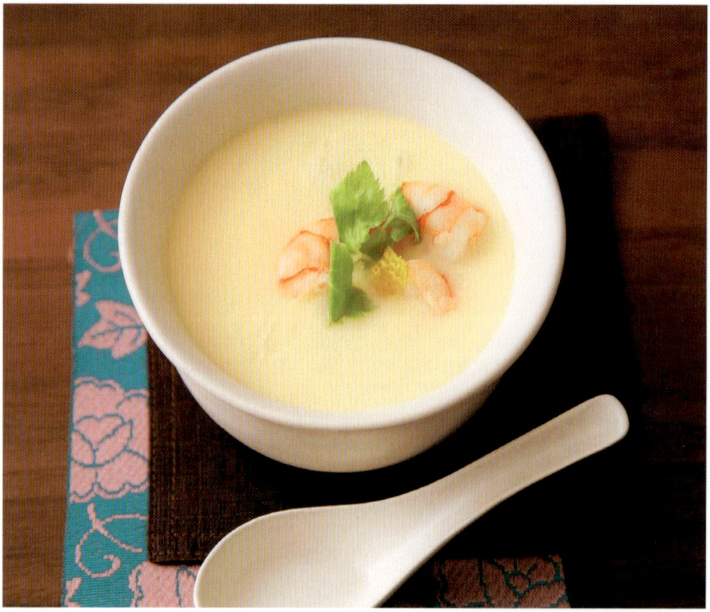

茶碗蒸し

材料（4人分）

卵……2個
だし……1½カップ
A　塩…小さじ½弱
　　酒…小さじ1
　　みりん…小さじ2
汲みあげ湯葉……100g
えび……4尾
ゆでぎんなん（缶詰）…8個
三つ葉、ゆずの皮…各適量

作り方

1. ボールに卵を溶きほぐし、だし（冷ましたもの）とAの調味料を加えてよく混ぜる。万能こし器などを通してこし、表面に浮いた泡を除く。
2. 湯葉は4等分に切る。えびは背わたを取り、尾を残して殻をむいて3つに切り、塩と酒少々（共に分量外）をまぶす。
3. 器にぎんなん2個と¼量の湯葉を入れ、静かに1の卵液を等分に分けて注ぐ。上にアルミホイルをぴったりとかぶせる。
4. 蒸し器に入れ、まず強火で1分、次に弱火で10分間蒸す。ここでえびをのせて、さらに3分蒸す。竹串を刺して、澄んだ汁が出てきたらでき上がり。三つ葉とゆずの皮を飾る。

とろみがついた喉ごしのよさが魅力です。
ボリュームがあるので主菜にも

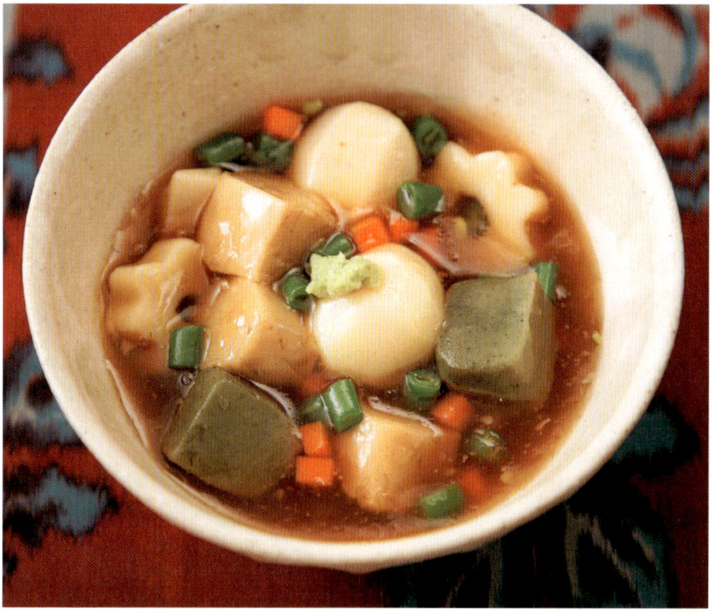

生麩と里いもの治部煮風

材料（4人分）

- 生麩（粟麩やよもぎ麩など）… ½本
- ちくわぶ …… ½本
- 里いも …… 小8個
- 長ねぎ …… 1本
- にんじん …… ¼本
- さやいんげん …… 4本
- だし …… 1 ℓ
- A
  - 酒 … 大さじ1
  - しょうゆ、みりん … 各大さじ2½
  - 砂糖 … 小さじ2
- 片栗粉 …… 大さじ2
- おろしわさび …… 適量

作り方

1. 生麩は2cm角、ちくわぶは1cm厚さに切る。里いもは皮をむき、長ねぎは2cm長さに切る。にんじんは皮をむいて、5mm角に切る。さやいんげんも5mm幅に切る。
2. 鍋に里いもとちくわぶ、だしを入れ、里いもが柔らかくなるまで弱火で10分ほど煮る。
3. 残りの材料とAの調味料、倍量の水で溶いた片栗粉を加え混ぜて、ふつふつとした火加減で5～6分煮る。器に盛り、わさびを天盛りにする。

好みで一口大に切った鶏もも肉½枚に、片栗粉（分量から）をつけて**2**で加えると、ボリュームが出ます。焼き豆腐を入れても美味。

白身魚に野菜もたっぷり、栄養バランスのとれた
食欲をそそるカレー味の洋風煮こみです。
パンはもちろん、ご飯ともよく合います

たらとじゃがいものブイヤベース風

材料（4人分）

生たら（切り身）…… 4切れ
玉ねぎ …… 1個
にんにく（薄切り）…… 1かけ
じゃがいも …… 3個
トマト …… 3個
あさり（殻つき・砂抜き）…… 250g
カレー粉 …… 大さじ1
白ワイン …… 大さじ4
ローリエ …… 1枚
塩、こしょう …… 各少々
オリーブ油 …… 大さじ1
フランスパン …… 適量
あればディルの葉 …… 適量

作り方

1. たらは3つに切り、軽く塩、こしょうをふってカレー粉の半量をまぶしておく。
2. 玉ねぎは薄切りにする。じゃがいもは皮をむき、1cm厚さの輪切りにして水にさらして水気をきる。トマトは皮を湯むきし、横半分に切って種を取り、さらに半分に切る。
3. 鍋にオリーブ油とにんにくを入れて、弱火で炒める。にんにくの香りが立ってきたら、玉ねぎとじゃがいもを加えて油が全体に回るまで炒める。次にトマトとあさりと白ワイン、水4カップ（分量外）、ローリエを加える。煮立ったらアクを取り、じゃがいもが柔らかくなるまで弱火で10分ほど煮る。
4. たらを加えてさらに5分ほど煮て、残りのカレー粉と塩、こしょうを加えて味を調える。あさりを残して盛り、ディル（なければパセリでも）を散らす。細長く切ったフランスパンにオリーブ油を少し塗って、カリッと焼いたものを添える。

あさりはスープの味出しに使っていますが、退院後すぐは消化が悪いので、本人は食べないようにしてください。

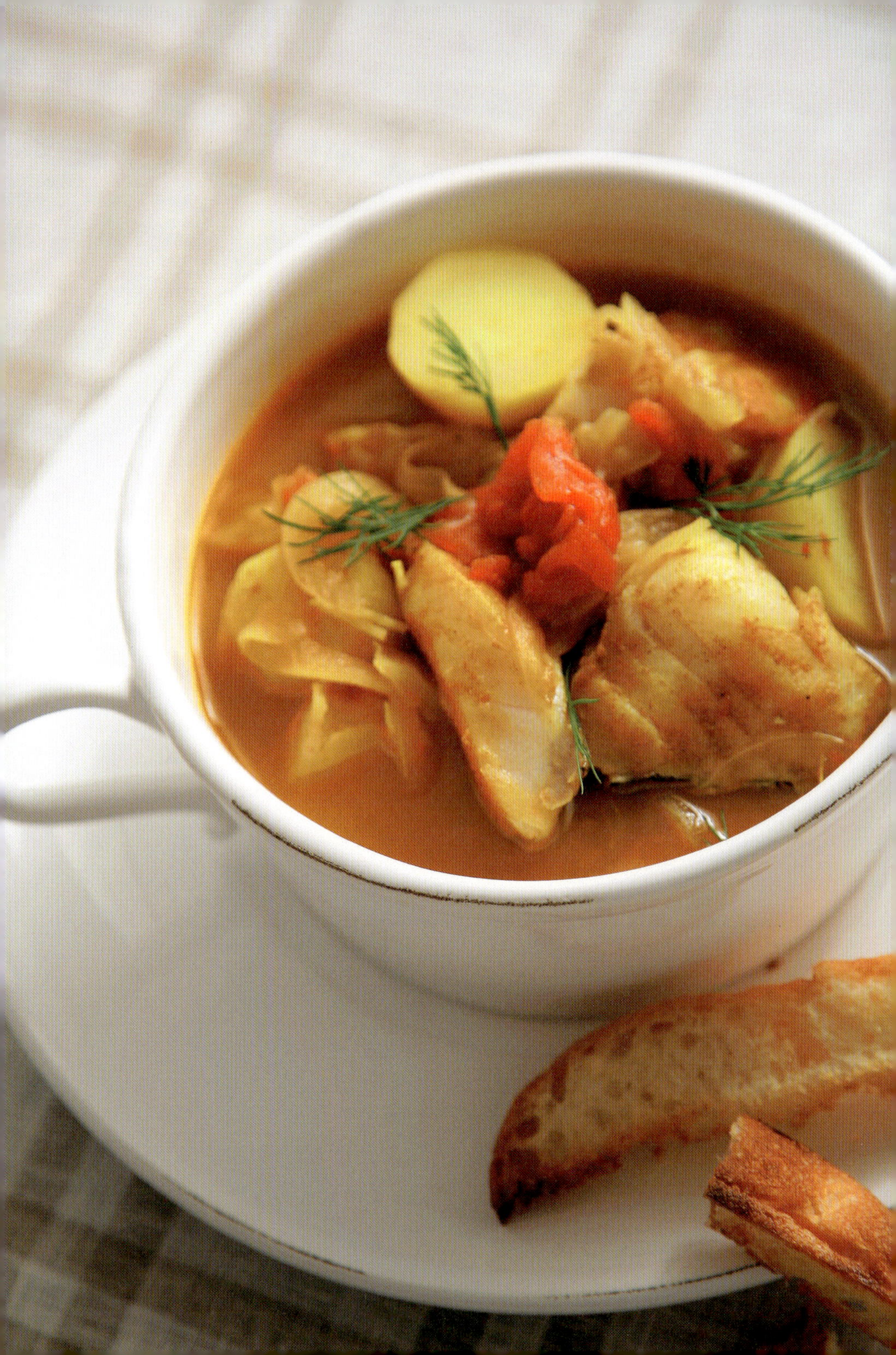

退院後すぐの
1週間
献立メモ

赤字は掲載料理とページ数です。
ご飯は軟らかめに
炊いたものです。

月曜日 monday

朝 にんじん&オレンジジュース(72)
半熟目玉焼き
カリフラワーのホットサラダ
トースト(ごまペースト)　紅茶

昼 外食　釜揚げうどん

3時 カフェで　シュークリーム
ミルク紅茶

晩 基本のじゃがいものポタージュ(22)
たらのホイル焼き
かぶのそぼろ煮
ご飯
フルーツ(メロン)

火曜日 tuesday

朝 ブロッコリーのポタージュ
(昨夜のポタージュを半分利用)(25)
半熟卵　ハイジパン
ミルクコーヒー

10時 ヨーグルトドリンク

昼 野菜(白菜・にんじん・ねぎ)と
水餃子(市販品)スープ

3時 カステラ　ジャスミン茶

晩 かれいと大根の煮つけ
山いものすり流し汁(28)
ほうれん草のおひたし　ご飯

水曜日 wednesday

朝 ご飯　しらすおろし
焼き厚揚げと長いも・にんじん
しじみ汁(汁だけ)

10時 ヨーグルト

昼 鮭雑炊
はんぺん　りんご

3時 ビスケット
バナナ&きなこジュース(72)

晩 ロールキャベツ(20)
かぼちゃの煮もの
きゅうりごま酢あえ　ご飯

木曜日 thursday

朝 ささみソテー&ブロッコリー
かぼちゃの煮もの
麩とかぶのみそ汁　ご飯

10時 りんごジュース

昼 卵&ハムサンド(市販品)
スティックサラダ
コンソメスープ(缶詰)

3時 きぬかつぎ

晩 来客　豆腐とかに、カリフラワーの中華風うま煮 (30)
蒸しなす　春雨スープ　ご飯
タピオカココナッツミルク

金曜日 friday

朝 バナナ&きなこジュース (72)
温麺(梅とほうれん草)

昼 外食　まぐろ丼
茶碗蒸し

3時 みたらし団子

晩 基本のおかゆ (10)
肉じゃが
小松菜と湯葉のおひたし
しじみ汁(汁だけ)
りんご

土曜日 saturday

朝 湯豆腐(レンジ加熱で)
なすと油揚げ、ねぎのみそ汁
きゅうりとしらすの酢のもの
ご飯

昼 かぼちゃのグラタン (27)
バゲット

3時 コンビニおでん
(ちくわぶ・大根・はんぺん)

晩 うどんすき (16)
ごま豆腐

日曜日 sunday

朝 ホットケーキ
バナナ　ハーブティー

10時 ヨーグルトドリンク

昼 来客　ポトフ (18)
鯛とまぐろの刺身サラダ
パン　フルーツサラダ

3時 来客　おせんべい
栗鹿の子少しずつ

晩 湯葉がゆ (12)
白菜の煮びたし

退院直後〜1、2カ月

おすすめの食材
控えたほうがよい食材

おすすめの食材

肉　鶏肉（皮なし）、ささみ、脂肪の少ない牛・豚肉、レバーなど

魚　あじ、かれい、すずき、鮭、たら、ひらめ、はんぺんなど

卵　鶏卵、うずらの卵など

豆　豆腐、柔らかい煮豆、ひきわり納豆、きなこなど

乳　牛乳、ヨーグルト、乳酸飲料、チーズなど

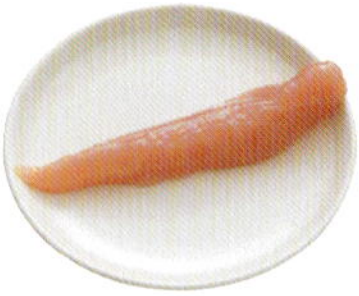

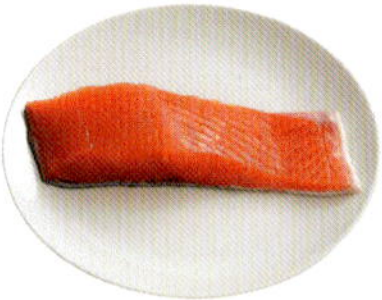

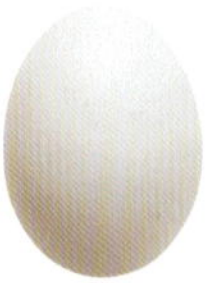

穀類　おかゆ、軟飯、うどん、パン、マカロニなど

いも　じゃがいも、里いも、長いも、大和いもなど

果物　りんご、熟したバナナ、桃、洋梨など

菓子　ビスケット、カステラ、ゼリーなど

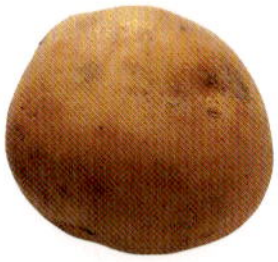

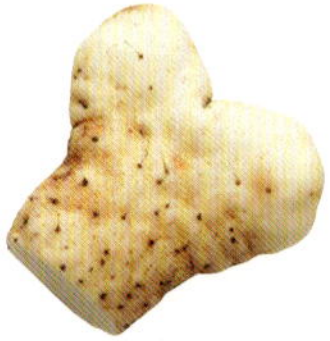

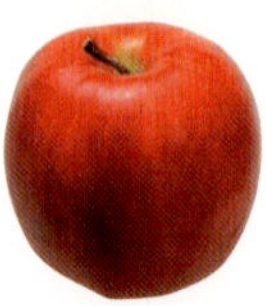

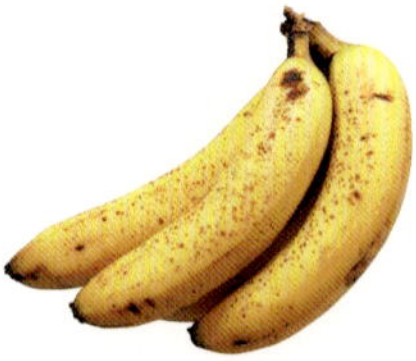

野菜

かぶ、かぼちゃ、カリフラワー、キャベツ、大根、トマト、なす、白菜、ブロッコリーなどの柔らかく煮た野菜、梅干しなど

油脂

植物油、バター、マーガリン、生クリームなど

その他

番茶、麦茶、ジュース、薄いお茶・紅茶・コーヒーなど

控えたほうがよい食材

肉 トンカツ、ビーフステーキなど油を多く使った料理、脂肪の多いバラ肉、ハム、ベーコンなど

魚 貝類、いか、たこ、すじこ、かまぼこ、干物、佃煮、塩辛など

豆 大豆、枝豆など*

*大豆は加熱により消化率は向上しますが、煮豆でも70%です。一方、豆腐は95%、納豆は80%強と消化率が高くなります。

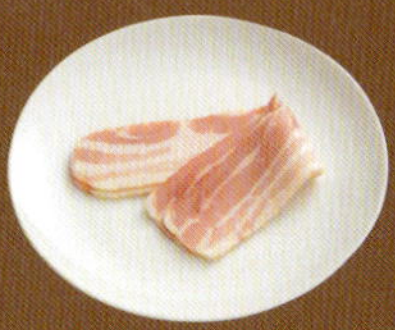

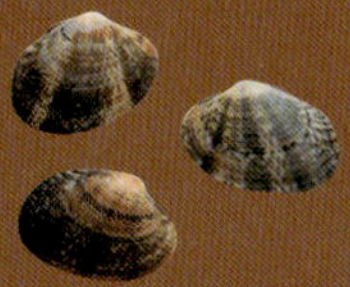

野菜 **繊維の多い野菜**（ごぼう、たけのこ、長ねぎ、れんこん、ふき、ぜんまい、わらび、きのこなど）

香りの強い野菜（うど、ニラ、にんにく、みょうがなど）

かたい漬け物（たくあん、つぼ漬けなど）

海藻 こんぶ、のり、ひじき、わかめなど

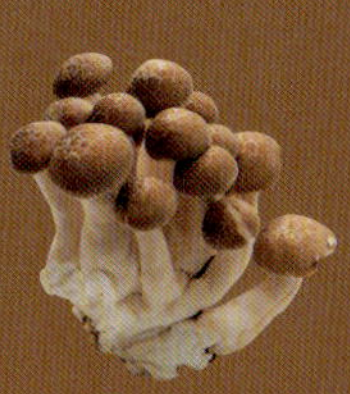

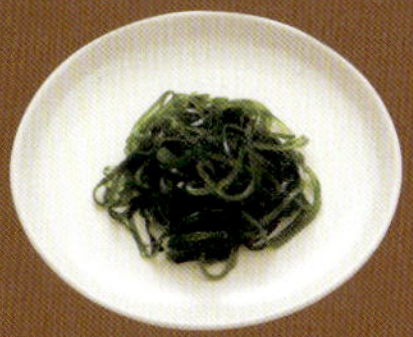

穀類 玄米、赤飯、玄米パン、胚芽入りパン、ラーメン、チャーハン、焼きそばなどの油を多く使った料理

いも 繊維の多いさつまいも、こんにゃく、しらたきなど

果物 繊維が多く、酸味の強い果物（パイナップル、柑橘類など）、干し果物など

菓子 揚げ菓子、辛いせんべい、豆菓子など

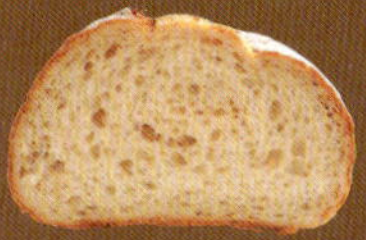

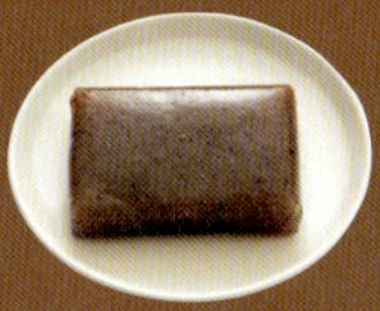

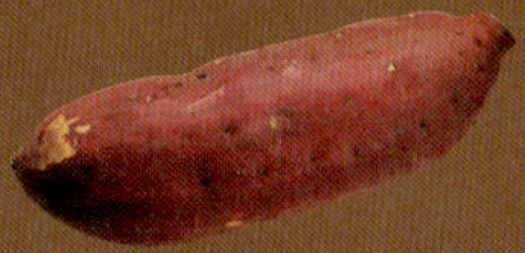

油脂

油脂ラード、ヘッド、天ぷら、フライなどの油を多く使う料理

その他

辛子、カレー粉、わさびなどの香辛料の使い過ぎ、炭酸飲料、アルコール、濃いお茶・コーヒーなど

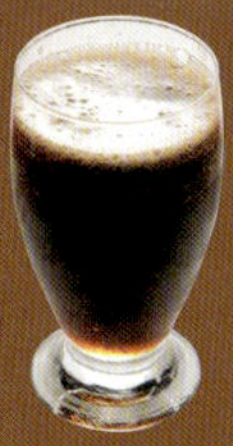

資料／国立がんセンター情報委員会

大腸がん・大腸ポリープQ&A

退院直後〜1、2カ月

近年、日本人の大腸がんが増加し、毎年8万人以上の人が罹患しています。特に結腸がんが急増しているのが特徴的。大腸がん手術後の日常生活での注意点を専門医に伺ってみました。

国立がんセンター大腸外科医長／赤須孝之

Q1 手術後、便の変化は？

A1. 通常、食べた物は胃および小腸で消化吸収されます。その残りかすが流れてくる大腸は、その中から体に必要な水分や塩分などのミネラルを吸収します。そのため大腸を通過し、肛門までたどり着く頃には、便は固形になっているのです。

大腸を切除すると、切除の量に応じて水分吸収の能力が落ちるため，軟便や下痢便となることがあります。また、手術後は腸の癒着や線維化（手術後の炎症のために腸が硬くなること）が起こり、腸のぜん動運動（物を押し出す運動）が弱くなって、便秘になることもあります。

下痢の場合は、脱水症状にならないよう水分を十分に補給し、消化のよいものを食べるようにしましょう。下痢がひどいときは医師に相談し、下痢止めの薬を処方してもらってください。

便秘のときは、細かい繊維の多い食べ物や、水分を多めにとるようにし、適度の運動を心がけましょう。排便を促す大腸の大きなぜん動運動は朝食後に起こることが多いので、便意が起こったら我慢せず排便しましょう。また、おなかが張るときは無理をせず、食事の量を減らし、水分を多くとるようにします。

Q2 腸閉塞とはどんな病気ですか？

A2. 腸閉塞とは、腸が細くなり、内容物が流れにくくなったり、腸が完全に閉塞してしまうことです。腸が細くなるのは、手術後の癒着により腸がねじれたり、強く屈曲するため。

また、手術後の炎症などで、腸が硬くなったり、細くなることもあります。これらの程度がひどくなったり、狭くなった腸に食べ物が詰まることなどが原因で、腸が完全に閉塞する場合もあります。排ガスや排便が少なくなる、まったくない、またおなかが張るなどの症状が起こります。腹痛や嘔吐などが起こった場合は医師の診断が必要になりますが、場合によっては手術になることもあります。

腸閉塞はそれほど多くはありませんが、手術後1カ月半くらいまでが最も起こりやすい時期です。この期間は食べ物をよく噛んだり、消化のよいものをとる、また体をよく動かすなどをして、腸閉塞の予防が必要です。

また、やせている人は、太っている人よりも腸閉塞になりやすいので注意しましょう。腸には腸間膜という膜がついていますが、この膜がやせている人は太っている人に較べて薄く、腸のねじれや屈曲により、腸がより狭くなりやすいためです。

Q3 腸閉塞を予防するには？

A3. 予防法には2つありますが、1つは手術後早期の癒着が完成するまでの期間に、原因となる腸の癒着やねじれ、屈曲を起こさないようにすることです。就寝時は真横を向いたり、片側ばかり向いて寝ないように注意しましょう。また、手術の翌日からなるべく座わる、立つ、歩くなどの動作を心がけることも腸閉塞を防ぎます。

もう1つは、腸に物を詰まらせないようにすることです。消化のよいものを食べる、よく噛む、水分を多くとる、消化の悪いものや炭酸飲料を避けるなどの食事を心がけましょう。癒着がゆるみ始めて腸の流れがよくなる、手術後1カ月半過ぎくらいまで注意が必要です。

また、この時期を過ぎれば、普通の食生活に徐々に戻ることができますが，腸閉塞の危険が完全になくなったわけではありません。1度腸閉塞を起こすと繰り返しやすいものなので、くれぐれも予防を心がけましょう。

Q4 消化の悪い食べ物とは？

A4. 消化の悪い食べ物には、消化されにくいものと、噛み砕きにくい（細かくなりにくい）ものがあります。消化されにくい食品は、人間では消化のできない食物繊維を多く含む植物（野菜・果物）、硬い食品、消化液の到達をさまたげる油の多い料理や、トンカツなどころものある料理などが代表的です。

噛み砕きにくいものは、粗大な食物繊維が多く細かくなりにくい、たとえば、ごぼうやたけのこなどの野菜、硬い柿やりんごなどの果物です。また、海藻、きのこ、こんにゃく、乾物は消化されにくく、また噛み砕きにくいという食品です。一般に生ものは火のとおったものより消化しにくく、また、炭酸飲料は腸の中でガスが発生するので、腸閉塞を起こしやすくなります。

Q5 食事のとり方で配慮したいことは？

A5. ゆっくりとよく噛んで食べることが基本です。また、1度にたくさん食べないようにしましょう。そのため、1日3食ではなく、おやつを入れるなどして、1日に4、5食に分けて食べるのもおすすめです。手術後1、2カ月は食事の量を、「腹7、8分目」におさえましょう。

Q6 ポリープ切除後の食事は？

A6. 内視鏡によるポリープ切除後5〜7日は、食事の量を日頃の7、8割に減らし、消化のよいものを中心に食べるようにしましょう。硬い食物繊維や脂肪分の多いもの、キムチやカレーなどの辛い刺激物、濃いコーヒー、アルコール、冷たいもの、炭酸飲料などはなるべく避けましょう。

Q7 大腸ポリープは繰り返してできやすいものなの？

A7. ポリープとはイボ状のもののことで、腺腫（良性腫瘍）や早期がん、その他の腫瘍などが含まれます。なかでも最も多いのが腺腫ですが、腺腫の中にがんの芽ができている場合もあります（腺腫内がん）。腺腫は多くの人が持っていますが、小さな腺腫が少数ある場合が最も多く、大きな腺腫があったり、腺腫が多数あることは少ないもの。5mm以下の腺腫ががん化することはまれなので、切除することはありませんが、1cm以上の腺腫はがん化していることが多いため、切除が必要です。腺腫が多発している人の場合には、繰り返しできる可能性が高いといえます。

Q8 抗がん剤治療の副作用は？

A8. 大腸がんに対し最も効果の高い治療法は手術です。手術の効果を高めるために行う治療を補助療法といい、化学療法、放射線療法、両者を併用する化学放射線療法があります。

化学療法とは抗がん剤を用いる治療のことです。抗がん剤は体内のがん細胞を殺したり、増殖を防ぐために作られた薬です。がん細胞はもともと体の中にある正常の細胞が変化してできたもので、正常細胞によく似ています。このため、がん細胞を殺すために使われる抗がん剤は、正常細胞にも障害を及ぼします。これが、副作用です。

抗がん剤には多くの種類があるので、それぞれに副作用も異なります。また、副作用の症状には個人差がありますが、食欲不振、下痢、口内炎、肝障害、免疫力の低下、皮膚障害、神経障害などが主なものです。大腸がんの抗がん剤では、脱毛はあまりおきません。

化学療法を受けるときには、医師から効果および副作用、治療方法、治療期間、費用などについて十分な説明を受けることが必要です。

Q9 日常生活で注意することは？

A9. おなかの傷が完全に治るには、最低3週間かかります。完治していないのに腹筋を使うと、痛みやヘルニアの原因となります。手術後1カ月は重いものを持ったり、腹筋運動やゴルフのような体をひねる運動は避けましょう。

手術後1カ月までは散歩など、主に足を使う運動をし、その後は徐々に全身を使った運動をするようにしましょう。運動にはストレス発散、生活習慣病予防のみならず、大腸がん予防の効果もあります。

Q10 人口肛門の人が気をつけたい食べ物は？

A10. 基本的には手術前と同様の食生活でかまいませんが、下痢をすると処置が大変になります。原因となる暴飲暴食、ストレス、かぜ、過労などには注意してください。

特に人口肛門の人は、便のにおいや硬さ、ガスの発生などに過敏になりやすいもの。下記の「気をつけたい食材」の表を参考にしてください。

便が硬くなりやすい食材
ご飯、パン、肉類など

便が軟らかくなりやすい食材
冷たい飲みもの、乳製品、果物など

消化の悪い食材
わかめ、きのこ、昆布、こんにゃくなど

ガスを発生しやすい食材
ビール、炭酸飲料、いも類、豆類、玉ねぎ、きのこなど

便のにおいを強くする食材
玉ねぎ、にんにく、豆類、アルコール、肉類、チーズなど

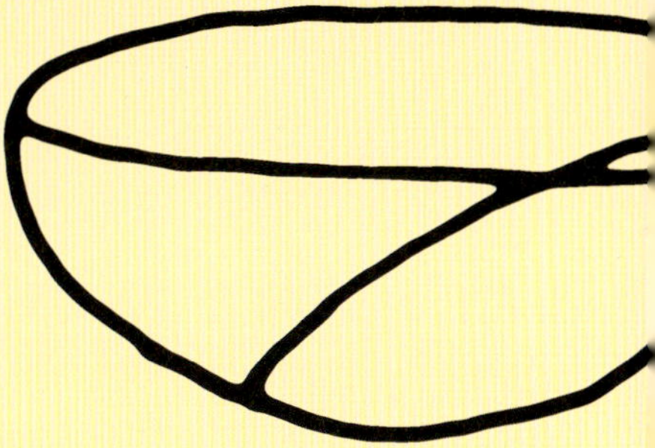

2章

退院2～3カ月、リハビリの食事

おなかにやさしいレシピで、エネルギーを上げる

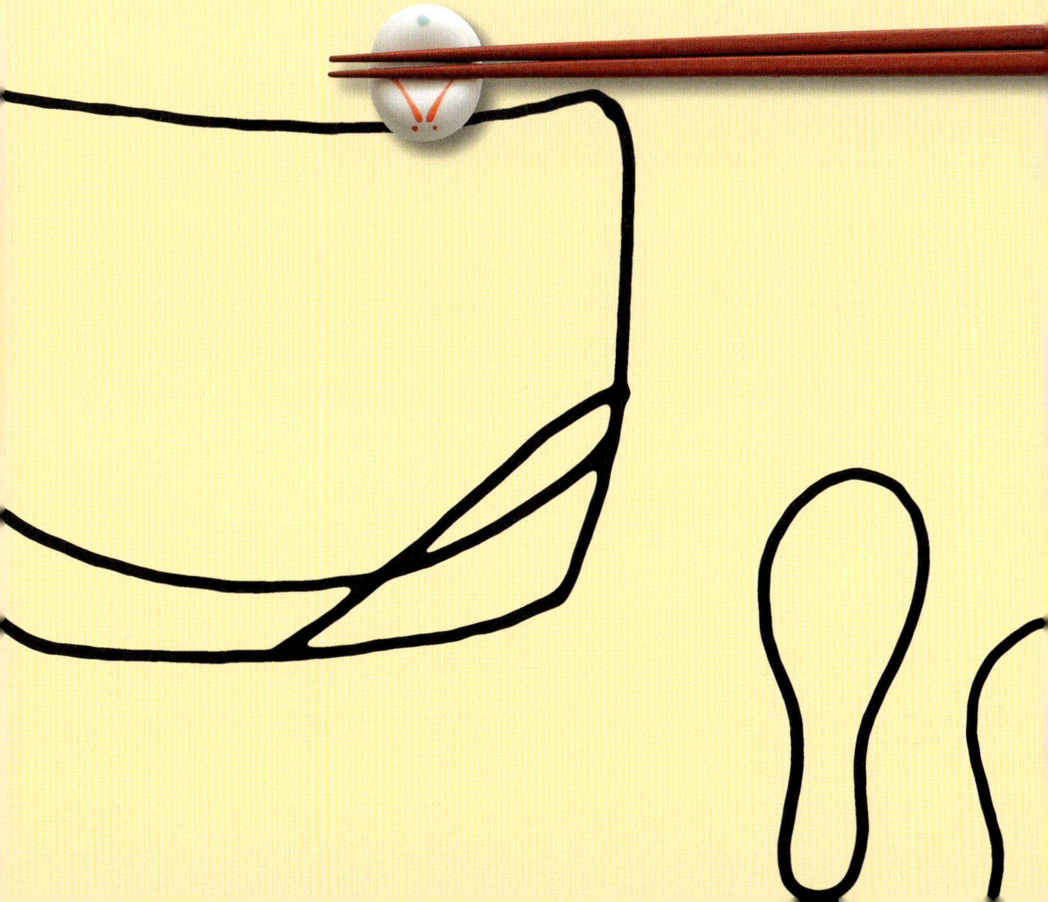

著者の体験から❷

自分のおなかのペースに合わせ、無理せず、あせらず、もとの食生活に

手術から3カ月もすると、癒着による腸閉塞の心配や傷の痛みのピークもすぎて、ドクターから「そろそろ何でも食べていいですよ」という言葉をいただく頃でもあります。同時に体調や気持ちも上向きになって元気も出てきて、そろそろ職場に復帰して、仕事を再開される方も多いのではないでしょうか。

でも急に活動範囲が広がり、活動量が増えるこの時期こそ、おなかとのつきあい方が肝心だと感じています。たとえば私の場合、仕事でお昼ご飯が遅れると、体力と栄養の蓄えがないためか、異常なほどの空腹感と脱力感に襲われました。そこに「早く元気になりたい」という思いが空腹に拍車をかけ、ボリュームのある料理をパクパクたくさん食べては、たびたび腹痛を起こすということも……。

また術後ひどい便秘に悩み、いつも腸閉塞の恐怖を抱えていた私は「何でも食べていい」とのお許しにすっかりうれしくなり、便秘改善のため、食物繊維の多い食品をたくさん食べ始めたのです。でも食べた直後におなかの動きが止まってしまうなど、快便どころか逆の結果になることも多々ありました。

こんなことを繰り返すうちに、「今は社会復帰のリハビリ期。おなかも自分のペースに合わせて、あせらず徐々に戻していくことが大切」だと気づきました。そして、「3食きちんと、できるだけ決まった時間に食べる」「おなかをすかせすぎない」「一気

にいっぱい食べない」「よく噛んでゆっくり食べる」「少しずつ食べる量を増やしていく」など食事のとり方の基本を、まだまだ忘れてはいけないことも痛感したのです。

また、それまでの経験から、自分にとって消化の悪いもの、たとえばシリアルパンや玄米、海藻やこんにゃく、よく噛んでも繊維が残るたけのこ、山菜、えのきだけなどの野菜、油が非常に多い料理や刺激物などは、たとえ健康によいとされるものでも我慢し、おなかの調子に応じて段階的に取り入れるように心がけました。一方、便通を整える根菜類や豆類は調理法を工夫して適量を積極的にとり、またボリュームのある料理は、オイルコントロールすることで、日々の食事に取り入れていきました。

おなかに無理をさせずにいるうちに、おなかの動きも安定し、しだいに食べる量も増え、体力もついてきたように思います。すると便通も少しずつ改善され、食べることへのストレスも減って、食事が楽しくなってきたのです。

回復の早さには個人差があるので、私と違ってすぐに手術前の食生活に戻しても、支障のない人もたくさんいることと思います。人それぞれ自分のおなかの調子に合わせて無理をせず、もとの食生活に戻しながら体力をつけていくことこそ、この時期いちばん大切なことだと思います。

食べたい料理に一工夫

まだ日常食に戻れないときに、突然食べたくなるのがカレーやイタリアンなどボリュームのあるおかずやご飯もの。
野菜の切り方や油の使い方などにひと工夫したアレンジレシピなら安心です。

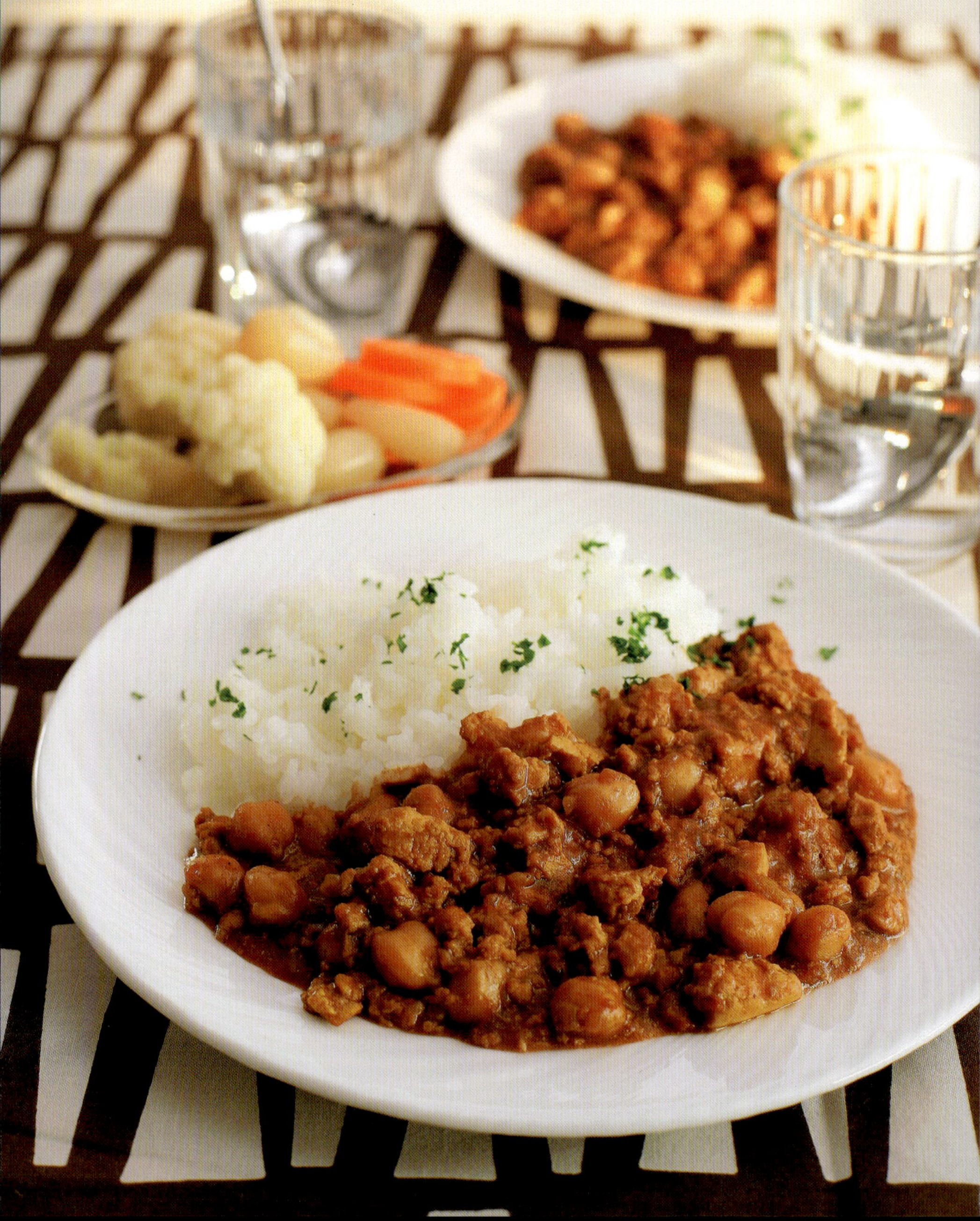

1度凍らせてポロポロに炒めた豆腐が、
まるで挽き肉みたいな食感。
油控えめで消化のよいカレーです

豆腐のキーマカレー

材料(3〜4人分)

木綿豆腐……1丁
玉ねぎ……大1個
ひよこ豆(蒸し煮缶詰)……小1缶(130g)
オリーブ油またはサラダ油…小さじ2
カレー粉……小さじ2
塩、こしょう……各少々
ローリエ……1枚
カレールー……40g
(植物性脂肪使用のもの)
トマトケチャップ……大さじ1
バルサミコ酢……大さじ1
ご飯……適量
パセリ(みじん切り)……適量
好みの薬味(ピクルス、らっきょうなど)

作り方

1. 豆腐は冷凍庫で一晩凍らせて自然解凍、または電子レンジで解凍する(写真**a**)。玉ねぎはみじん切りにする。
2. 厚手の鍋に油を熱し、玉ねぎを強火で炒める。ふたをして2分蒸らし、ふたをはずしてあめ色になるまで炒める。鍋底が焦げついてきたら水を少し加え、焦げを溶かすようにして炒めるとよい。
3. 2に水気をギュッと絞ってほぐした豆腐を加え、ポロポロになるまで炒める(写真**b**)。カレー粉、塩、こしょうを振って炒め、水3カップ(分量外)、ひよこ豆、ローリエを加える。煮立ったらアクを取ってふたをして、弱めの中火で20分ほど煮る。
4. カレールーを加えて溶かし(写真**c**)、ケチャップとバルサミコ酢を加えて5分ほど煮て、塩、こしょうで味を調える。味をみて、カレー粉やガラムマサラを加えても。器に盛り、ご飯にはパセリ振って好みの薬味を添える。

薬味のらっきょうは刺激が強いので、小2粒くらいで満足しましょう。市販のカレールーには消化が悪いラードなどの動物性脂肪が非常に多く含まれているため、植物性脂肪で作られたカレールーを選んで、胃腸への負担を少なくします。

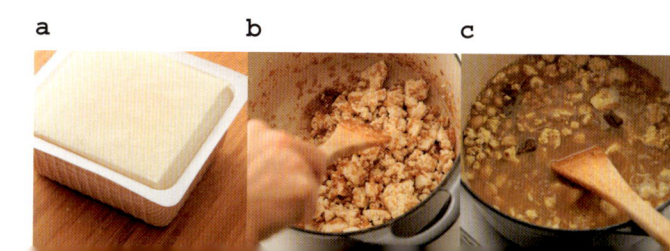

a

b

c

パスタが食べたいときは、このレシピで。
スパゲティよりもマカロニのほうが、消化も良い

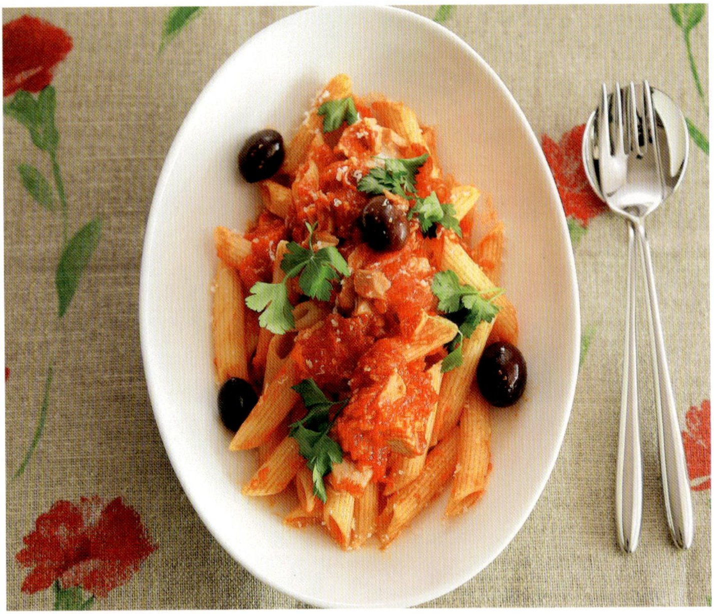

トマトとツナのパスタ

材料（3〜4人分）

マカロニ……200g
トマト水煮……1缶（400g）
にんにく（みじん切り）…1かけ
オリーブ油……小さじ2
ツナ缶（オイル漬け）…1缶（175g）
黒オリーブ……16粒
ローリエ……1枚
パルメザンチーズ……適量
イタリアンパセリまたはパセリ
……適量

作り方

1. ツナは油をきり、さらに熱湯をかけて油抜きしておく。トマトは芯を除いて手でつぶす。
2. 鍋にオリーブ油とにんにくを入れて弱火で炒め、にんにくが薄く色づいたらトマトを加える。ひと混ぜし、ローリエを加えて弱火で15分ほど煮る。ツナとオリーブを加えて2〜3分煮て、塩、こしょうで味を調える。
3. マカロニは、熱湯に塩適量を加えて袋の表示時間よりやや長めにゆでる。湯をきり、**2**に加えてソースをからめ、塩、こしょうで味を調える。器に盛り、チーズとちぎったパセリを散らす。

豆をとろけるくらいに煮ると、
おなかによりやさしい

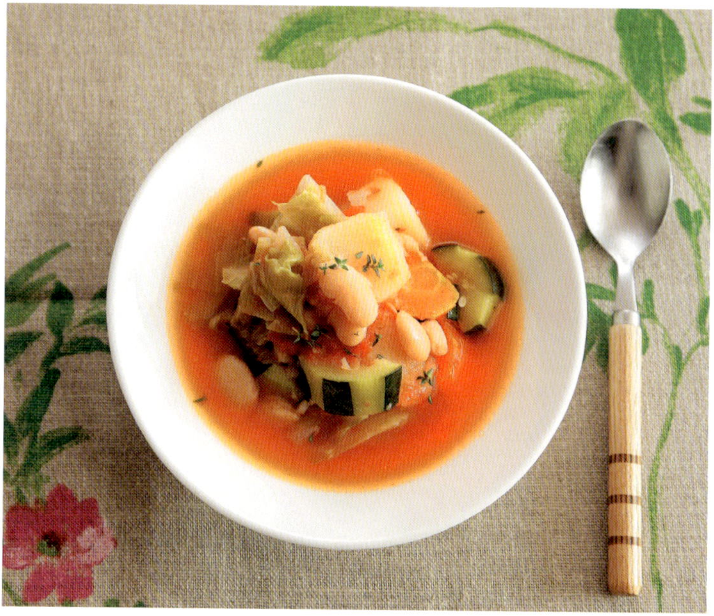

ミネストローネ

材料（4人分）

じゃがいも …… 2個
玉ねぎ …… ½個
にんじん …… ½本
ズッキーニ …… 小1本
キャベツ …… 5枚
白いんげん豆（蒸煮）
…… 小1缶（130g）
にんにく（薄切り）…… 1かけ
オリーブ油 …… 小さじ2
トマト水煮 …… ½缶（200g）
スープストック（P.23参照）*
…… 1.2ℓ
ローリエ …… 1枚

＊水1.2ℓに固形チキンスープの素½個を溶かしてもよい。

作り方

1. じゃがいもは皮をむいて一口大に切り、水にさらす。玉ねぎは1cm角に、にんじんは皮をむき、ズッキーニとともに半月切りにし、ズッキーニは塩水にさらしてアクを抜く。キャベツはザク切りにする。
2. 鍋にオリーブ油とにんにくを入れて弱火にかけて炒める。にんにくの香りが立ったら、玉ねぎとにんじんを加えて炒める。しんなりしたらじゃがいもとキャベツを加えてサッと炒めて塩、こしょうを軽く振る。スープストックと豆、芯を除いたトマト、ローリエ、タイムを加え、煮立ったらアクを取って弱火で20分ほど煮る。ズッキーニを加えて5分ほど煮て、塩で味を調える。好みでタイムの葉をふる。

ピリ辛味がしみこんだ、回鍋肉《ホイコーロー》の厚揚げ版です。
蒸し炒めしたキャベツの甘さが際立ち、
ご飯がすすむ、ボリューム満点の一品

ホイコー豆腐

材料（4人分）

厚揚げ……2枚

キャベツ……¼個

ピーマン……5〜6個

にんにく（みじん切り）……1かけ

しょうが（みじん切り）……1かけ

サラダ油……小さじ4

ごま油……少々

A
- 甜面醤…大さじ1½
- 豆板醤…小さじ1
- しょうゆ…大さじ1
- 酒…大さじ2
- 砂糖、酢…各小さじ1
- こしょう…少々
- 水…大さじ3
- 片栗粉…小さじ2

作り方

1. 厚揚げは半分に切って斜め三角に切り、さらに厚みを半分に切る。キャベツは芯を除いてざく切りにする。ピーマンは縦半分に切ってヘタと種を取り、3つに切る。
2. フライパンに油小さじ1を熱し、厚揚げの皮目を下にして中火で焼く。焦げ目がついてきたら、裏返して（写真**a**）両面をこんがりと焼いて取り出す。しっかり焼くと崩れにくく、焦げ目がついて香ばしい。
3. **2**のフライパンに残りの油を熱し、にんにく、しょうがを加えて炒める。香りが立ったらピーマン、キャベツを順に加えて（写真**b**）強火でしんなりするまで炒める。**2**の厚揚げを戻し、よく混ぜた**A**の合わせ調味料を加えて（写真**c**）水気がなくなるまで時々混ぜながら炒める。仕上げにごま油をふる。

a

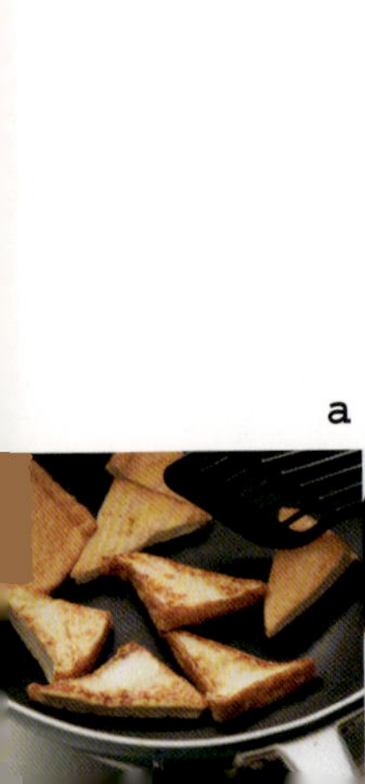

b

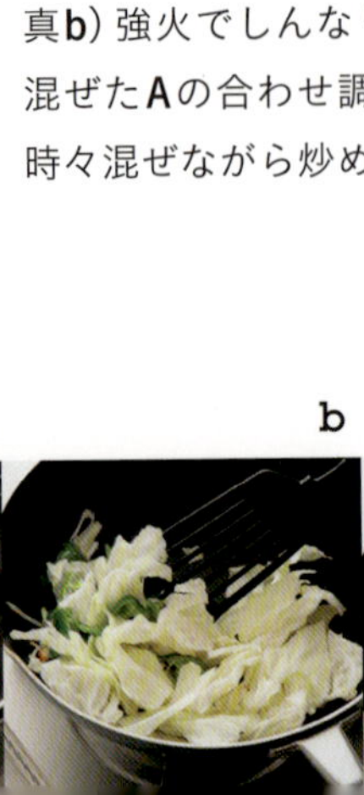

c

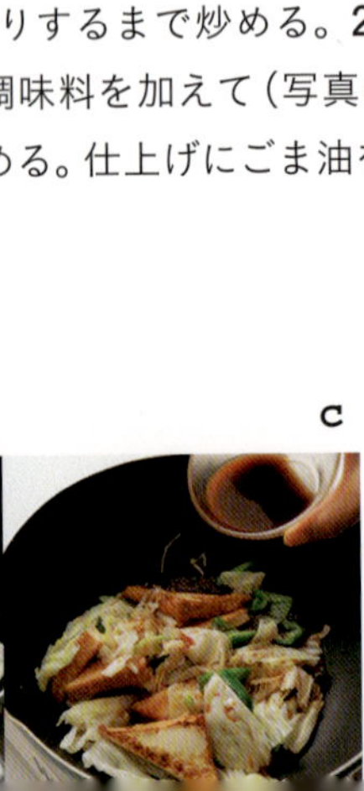

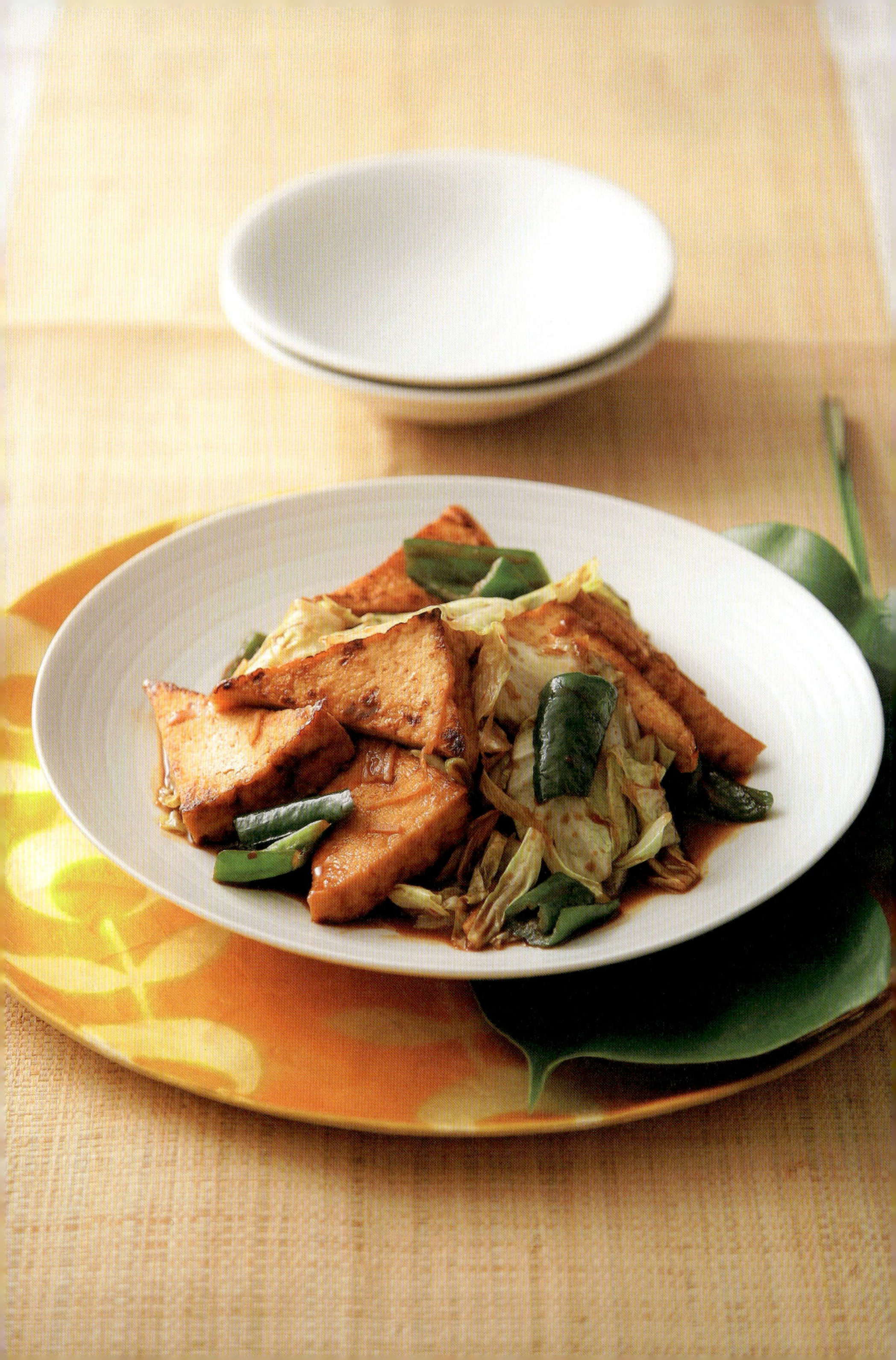

ごぼうはささがきにせず、繊維を断ち切る薄切りに。
豚肉を入れずに、根菜たっぷりのみそ汁だから、
「コン汁」と名づけます

コン汁

材料（4人分）

ごぼう……1本
大根……10cm
じゃがいも……2個
にんじん……½本
油揚げ……1枚
長ねぎ……1本
木綿豆腐……¼丁
絹さや……20g（12〜14枚）
サラダ油……小さじ2
だし……4カップ
A　みそ…大さじ2½
　　酒…大さじ2
　　しょうゆ…小さじ1

作り方

1. ごぼうは皮をきれいにこそげてから、斜め薄切りにする（写真a）。水にさらしてアクを抜く。
2. 大根は皮をむいて2cm角に、にんじんも皮をむいて1cm角に切る。じゃがいもは皮をむいて一口大に切り、水にさらす。油揚げは半分に切って2cm幅に切り、豆腐は2cm角に切る。長ねぎは2cm長さに、絹さやは筋を取って半分に切る。
3. 鍋に油を熱し、水気を軽くきったごぼうを入れて、弱火で約2分炒める。次に大根とにんじん、じゃがいもを加えて（写真b）炒め、全体に油が回ったら（写真c）だしを加える。ひと煮立ちしたらアクを取り、弱火で20分ほど煮る。
4. 油揚げと豆腐、長ねぎ、絹さやを加えて5分ほど煮、みそと酒、しょうゆを加えて仕上げる。好みで七味唐辛子を少々ふっても。

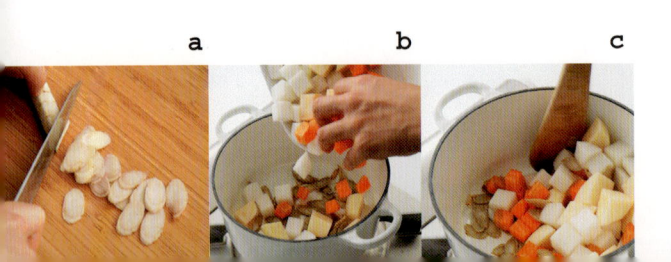

a

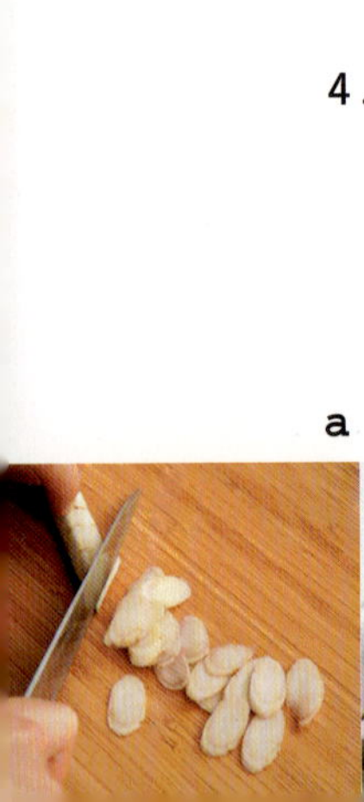

b

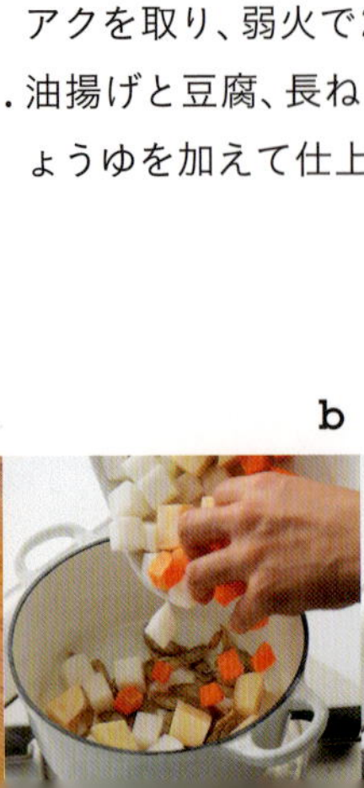

c

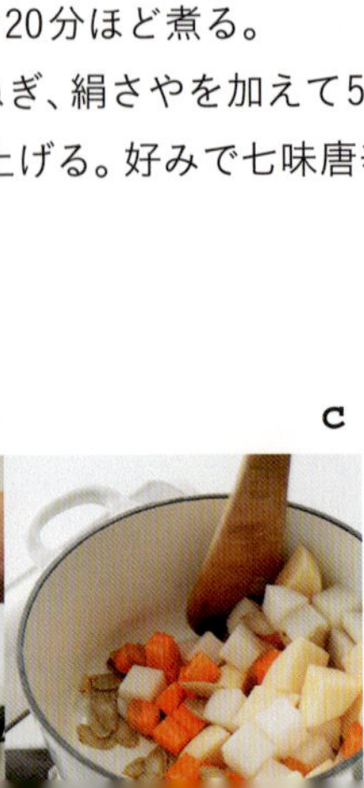

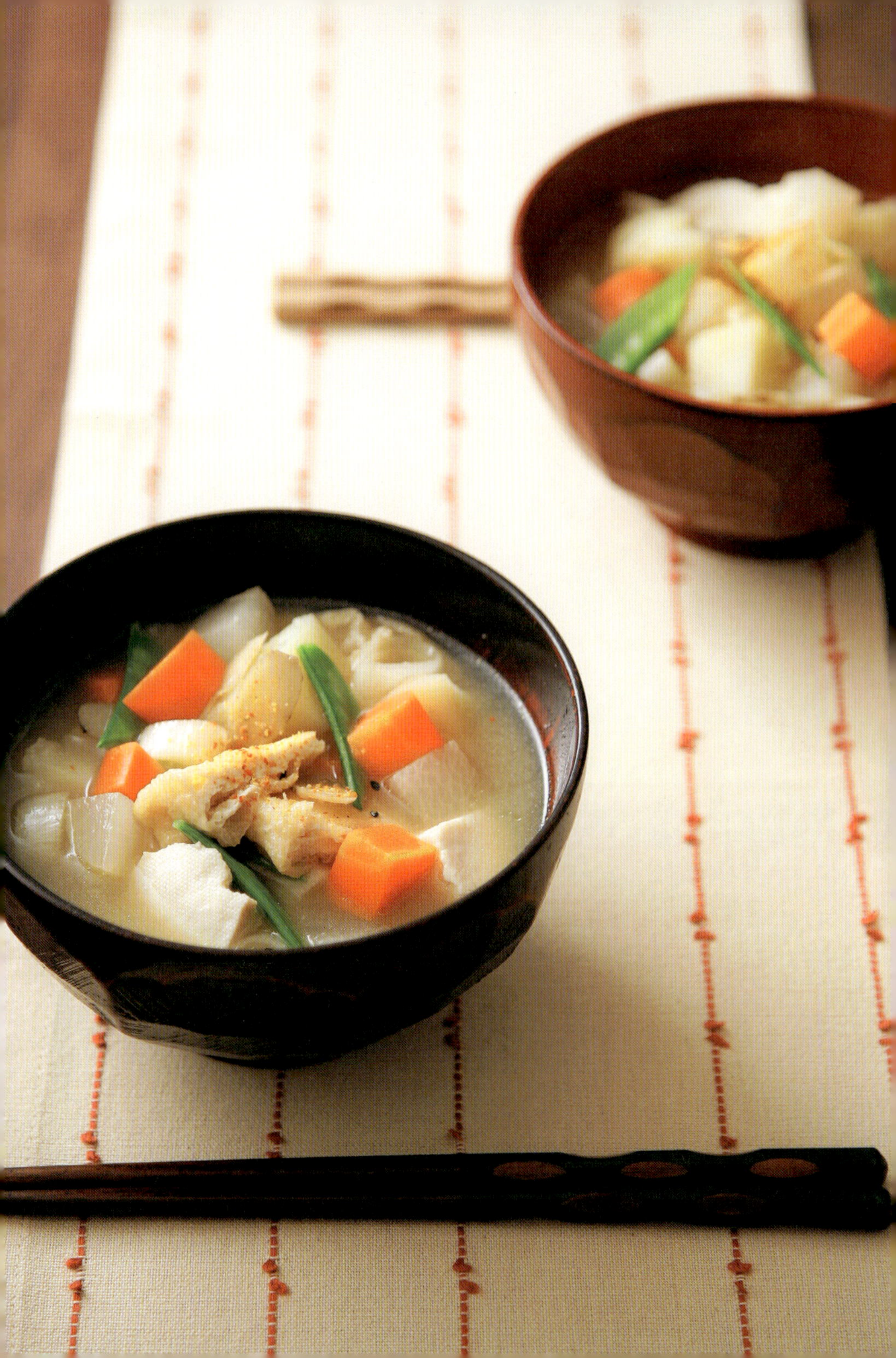

新鮮な魚を用意すれば、
大成功まちがいなし

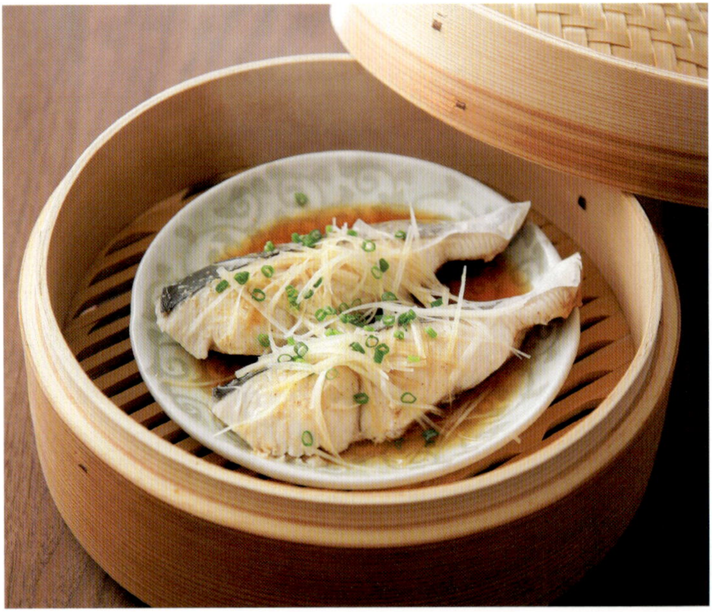

白身魚の中華風蒸し

材料（4人分）

さわらなどの白身魚 … 4切れ

A
- しょうがのしぼり汁 … 小さじ2
- 酒 … 小さじ2
- 塩、こしょう各 … 少々

長ねぎ …… 10cm長さ

しょうが …… 小1かけ

B
- 薄口しょうゆ … 大さじ1½
- ごま油 … 小さじ1

万能ねぎ（小口切り）…… 2〜3本

作り方

1. さわらにAをからめ、5分ほどおいて汁気をきる。
2. 長ねぎは長さを3つに切って細いせん切りにし、水にさらして水気をきり、白髪ねぎを作る。しょうがは皮をむき、細いせん切りにする。
3. 1を皿にのせて蒸気の上がった蒸し器に入れ、強火で約5分蒸す。ここで白髪ねぎとしょうがをのせて混ぜ合わせたBのたれをかけ、再び2分ほど蒸して仕上げる。上に万能ねぎを散らす。好みで黒酢（ふつうの酢でも）をかけても、おいしい。

野菜はいつもより少し長めに、
豚肉にはしっかり火を通しましょう

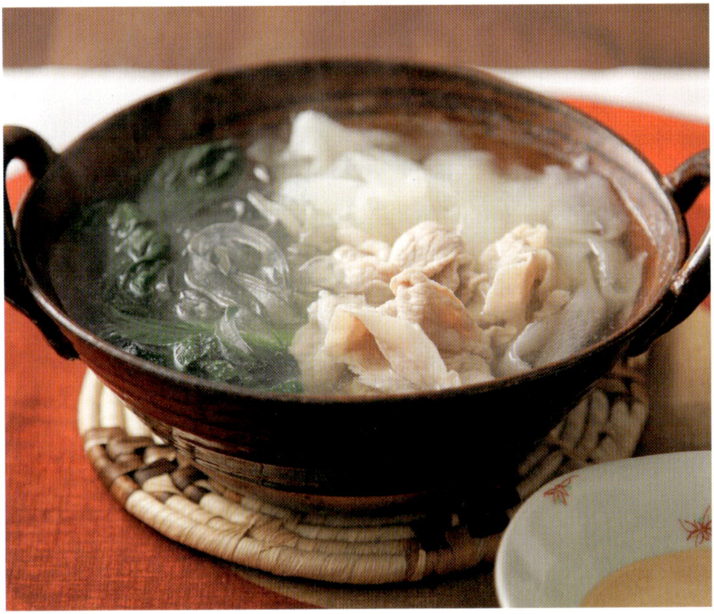

豚しゃぶしゃぶ

材料（4人分）

豚ももまたはロース肉
（しゃぶしゃぶ用）… 300〜400g
小松菜 …… 1把
大根 …… 20cm
くずきり …… 100g
昆布だし …… 適量
酒 …… 大さじ4
A｜練りごま（白）、砂糖
… 各大さじ3
しょうゆ … 大さじ2
酢、昆布だし … 各大さじ3

作り方

1. 小松菜は長さを半分に切り、上の葉の柔らかい部分のみをさっと煮て食べるようにする。大根は皮をむいて、ピーラーで1cm幅くらいのパスタ状にむく。くずきりは柔らかめにゆでて長ければ二つに切っておく。
2. Aのごまだれの材料を合わせ、よく混ぜておく。
3. 土鍋に昆布だしと酒を入れて煮立て、豚肉、野菜、くずきりを順次煮汁の中で泳がせるようにして火を通し、ごまだれで食べる。

家族の方は、もちろん小松菜の茎の部分もさっと火を通して食べてください。

元気が出ない日や、食欲のない日におすすめのお寿司。
具材で定番の干ししいたけの甘煮は
消化が悪いので、エリンギで代用を

簡単ちらし寿司

材料（3〜4人分）

米……2カップ
にんじん……½本
れんこん……1節（150g）
高野豆腐……2枚（40g）
エリンギ……大1本
だし……1カップ
砂糖、みりん……各大さじ2
塩……小さじ1
酢……大さじ3〜4
薄焼き卵（細切り）……卵1個分
焼き穴子（市販品）……100g
えびでんぶ（市販品）……大さじ4
さやいんげん……5本
（ゆでて斜め薄切り）

作り方

1. 米はとぎ、普通に水加減して30分ほど浸水させて炊く。寿司飯でも、水を控えずに炊くのが消化よく作るポイント。
2. にんじんは皮をむき、5cm長さのせん切りにする。れんこんは皮をむき、薄いちょう切りにして酢水にさらし、アクを抜く。高野豆腐は表示どおりにもどし、水気を絞って小さな短冊切りにする。エリンギは長さを半分に切って、縦薄切りにする。
3. 鍋にれんこんと高野豆腐、だしを入れ、ふたをして中火で5〜6分煮る。まず砂糖と塩の⅓量、みりん、エリンギ、にんじんを加えてふたをし（写真a）、5分ほど煮る。汁気がほとんどなくなったら、火を止めて残りの砂糖と塩、酢を加えて（写真b）サッと混ぜる。
4. 炊き上がったご飯を大きめなボールなどに移し、3を汁ごと加えて箸で混ぜる（写真c）。箸を使うと、少し柔らかめなすし飯でもご飯をつぶさず、具をまんべんなく混ぜられる。器に盛り、薄焼き卵や焼き穴子、でんぶ、いんげんを飾る。

a

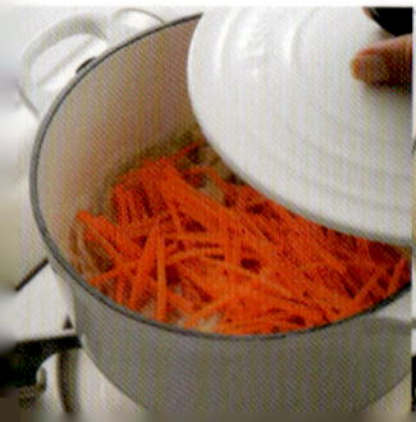

b

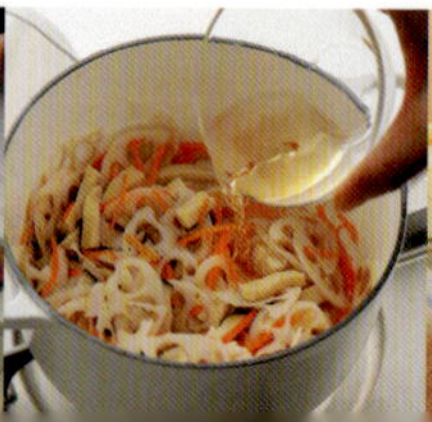

c

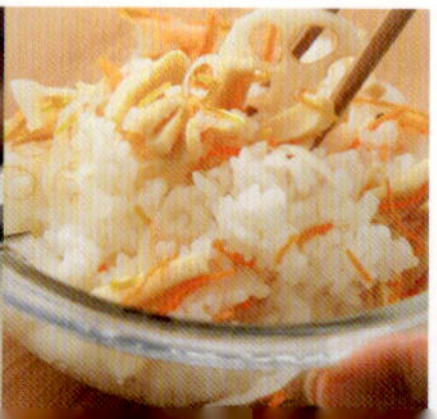

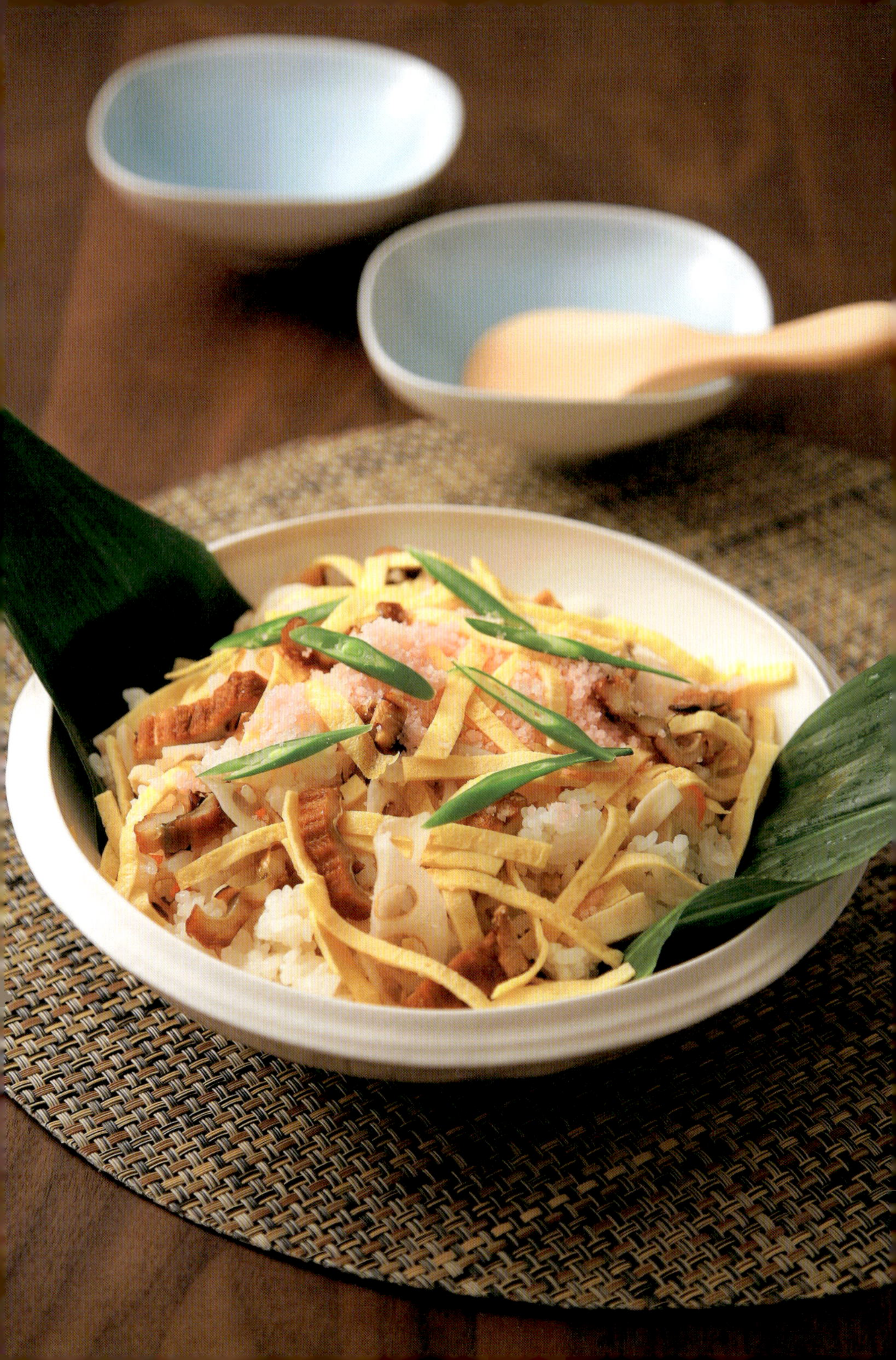

お弁当1週間

職場復帰したら、仕事場には手作りのお弁当を持参したいものです。外食は手軽ですが、おなかのことを考えると心配が多いのも事実。でも手作りのお弁当なら、消化のよい素材選びと調理ができるので安心です。

この時期のお弁当は、繊維のかたいものや脂の多い素材、揚げものを控え、「良質なたんぱく質と野菜と主食をバランスよく」を心がけましょう。

また、冷めるとかたくなるご飯やいも、野菜の煮ものなどは、いつもより柔らかめに調理します。免疫力がまだ低下している時期なので、新鮮な素材を使うなど衛生面にも十分配慮し、加熱が必要なものは中までしっかりと火を通して、冷めてから清潔なお弁当箱に。詰める量は腹七分目を目安にしてください。

温かい飲みものと一緒に、楽しいお昼の時間がゆっくりと持てれば、きっと午後も快調に過ごせることでしょう。

ある日のお弁当 menu

主菜と副菜A、副菜Bから一品ずつ選んで組み合わせると、
栄養バランスのよいメニューが何通りもできます。
バラエティーにとんだお弁当を1週間、楽しみましょう。

主菜
豆腐とツナのミニハンバーグ
(作り方P.62)

副菜A
ピーマンとじゃこのオイスターソース炒め
(作り方P.65)

副菜B
かぼちゃのサラダ
(作り方P.67)

ご飯と梅干し＆ほうじ茶

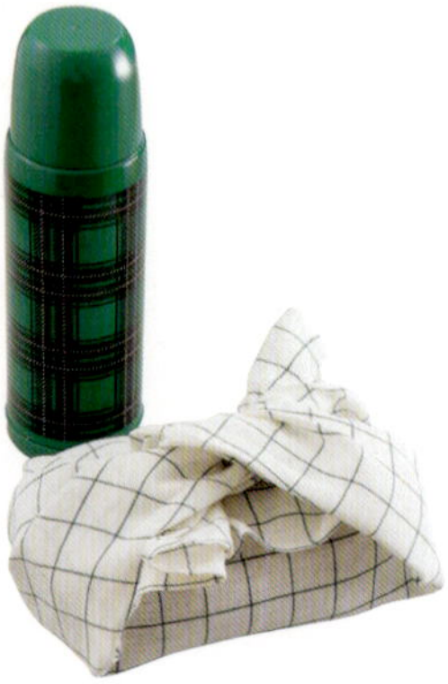

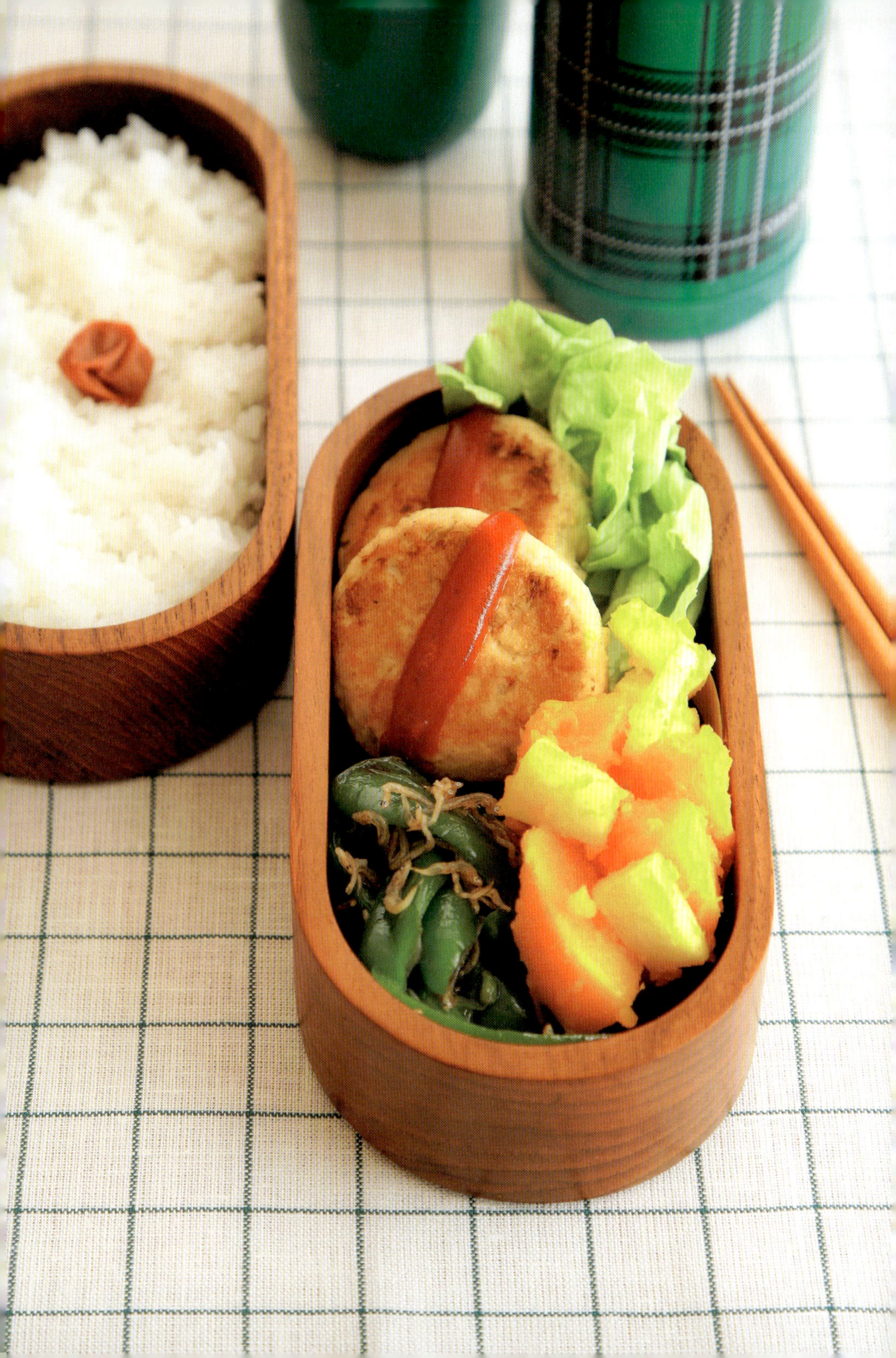

主菜のバリエーション

ゆずの酸味と香りが
食欲をそそります

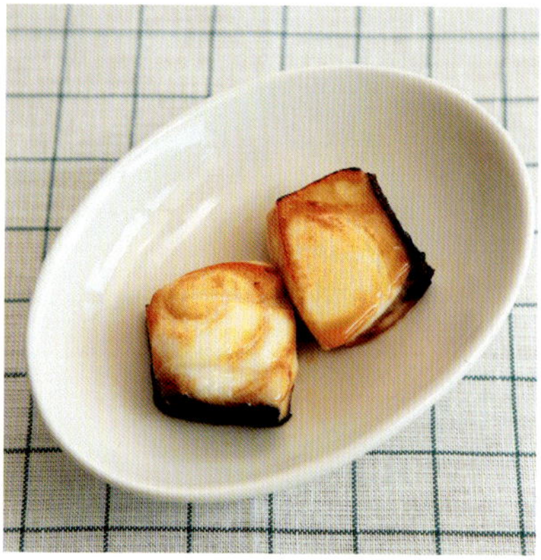

切り身魚のゆうあん焼き

材料（2人分）

目鯛（鮭やたら、鰆などでも）の切り身……1切れ（100g）

A｜しょうゆ、みりん…各小さじ2
 ｜ゆずの絞り汁…大さじ1½

作り方

1. Aを合わせ、漬け汁を作る。切り身は4つに切り分け、10～15分漬け汁につけて下味をつける。前の晩から漬け汁につけて冷蔵庫に入れておいてもよい。
2. 魚焼きグリルに**1**を入れ、両面をこんがりと焼く。漬け汁が残っていたら、途中で切り身に塗るようにする。

ふんわりとした、
やさしい味わいです

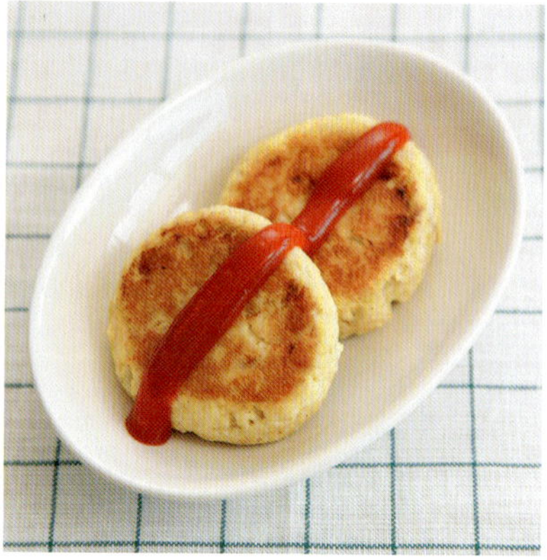

豆腐とツナのミニハンバーグ

材料（2人分）

木綿豆腐……½丁
ツナ缶（オイル漬け）……小1缶（80g）
パン粉……大さじ2
塩、こしょう……各少々
サラダ油……小さじ1½

作り方

1. 豆腐は厚みを半分に切ってキッチンペーパーで包み、前の晩から冷蔵庫で水切りをしておく。
2. ツナは油をきり、軽く絞って**1**の豆腐と混ぜて練る。パン粉と塩、こしょうを加えて混ぜ、4つの小判型に形作る。
3. フライパンに油を熱して**2**を入れ、強火で両面をこんがり焼き、ふたをして弱火で3～4分蒸し焼きにする。トマトケチャップなどを添える。

火の通りやすい
牛肉の薄切りでもどうぞ

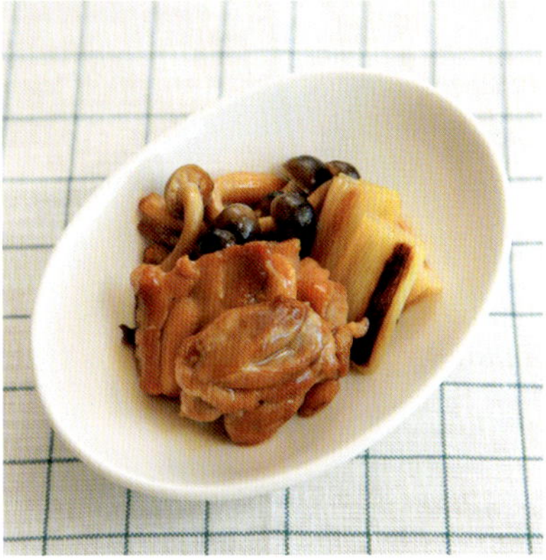

鶏肉としめじのすき煮

材料（2人分）

鶏もも肉……小1枚（約150g）
しめじ……½パック
長ねぎ……½本
みりん、しょうゆ……各大さじ1
酒……大さじ2
砂糖……小さじ2

作り方

1. 鶏肉は一口大に切る。しめじは石突きを切って小房にほぐし、長ねぎは2cm長さのぶつ切りにする。
2. フライパンを熱し、長ねぎと鶏肉を皮目を下にして入れて焼く。焼き目がついたら裏返してさっと焼き、調味料としめじを加え、ひと煮立ちしたらふたをして弱火で4〜5分煮る。

しいたけやえのきだけは、しめじと比べて消化が悪いので避けましょう。

鶏のから揚げにも
負けないおいしさです

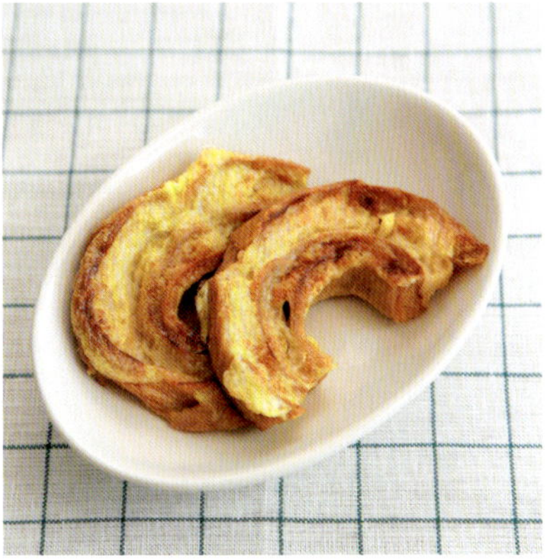

車麩《くるまふ》のピカタ

材料（2人分）

車麩（乾燥）……大2枚
しょうゆ、みりん……各小さじ2
しょうがのしぼり汁……小さじ½
溶き卵……1個分
サラダ油……小さじ1½

作り方

1. 車麩はたっぷりの水に漬けて柔らかく戻し、半分に切る。水気を手でギュッと絞り、しょうゆとみりん、しょうが汁を混ぜた中に入れて下味をつける。
2. フライパンに油を熱し、1を卵液にくぐらせながら入れ、中火で両面をこんがりと焼く。

副菜A（野菜＋たんぱく質）のバリエーション

だしいらずの
簡単煮ものです

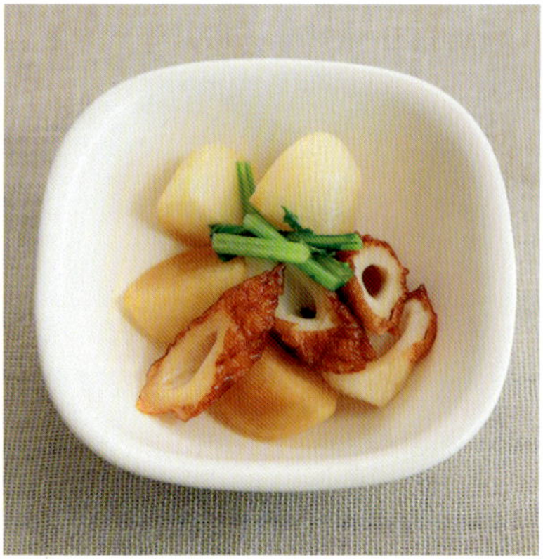

かぶとちくわのさっと煮

材料（2人分）
かぶ …… 小2個
ちくわ …… 小2本
酒、しょうゆ、みりん …… 各大さじ½

作り方
1. かぶは葉を切り落として皮をむき、縦4つ割りにする。葉は適量を2cm長さに切る。ちくわは1cm幅の斜め切りにする。
2. 小さい鍋に1のかぶとちくわ、調味料とひたひたの水（分量外）を入れて、中火で約3分煮る。さらに葉を加えて2分ほど煮る。

よく噛んで
召し上がってください

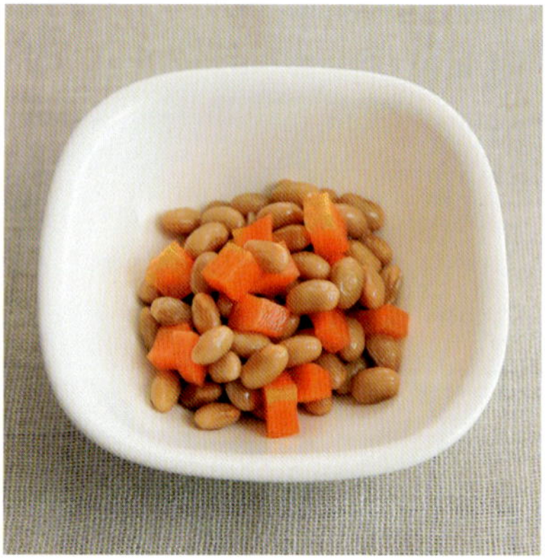

二目豆

材料（作りやすい分量）
大豆（蒸し煮缶）…… 小1缶（120g）
にんじん …… ½本
昆布 …… 3cm
砂糖 …… 大さじ2
しょうゆ …… 小さじ1

作り方
1. にんじんは皮をむき、1cm角に切る。
2. 鍋に大豆と1のにんじん、昆布、水2カップ（分量外）を入れて火にかける。煮立ったらアクを取り、ふたをして弱火で20分ほど煮る。大豆が柔らかくなったら砂糖を加え、さらに10分ほど煮る。汁気が少なくなってきたら、しょうゆを加え混ぜて仕上げる。昆布は除いて食べる。

冷蔵庫で4～5日保存可能なので、前の晩に作っておくと、忙しい朝に便利。

冷めてもおいしい
グラタンです

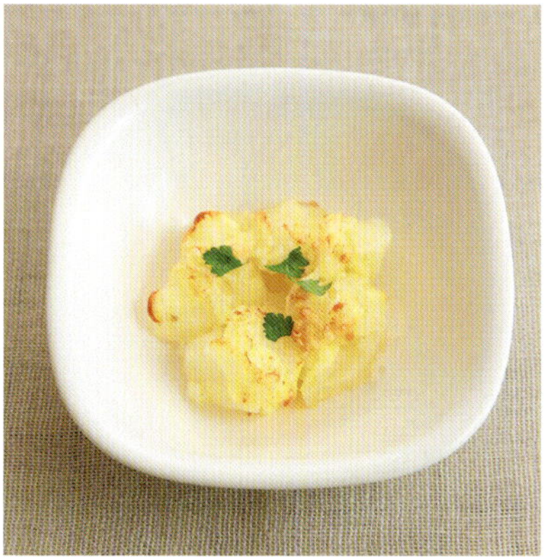

じゃがいものマヨチーズ焼き

材料(2人分)

じゃがいも …… 1個
マヨネーズ …… 小さじ1
ピザ用チーズ …… 10g

作り方

1. じゃがいもは皮をむいてひと口大に切り、水から柔らかくゆでる。
2. じゃがいもの水気をきってホイルカップなどに入れ、上にマヨネーズをしぼってチーズを散らす。オーブントースターに入れ、表面に薄い焼き色がつくまで4〜5分焼く。あれば上にパセリを散らす。

ピーマンとじゃこの
相性が抜群です

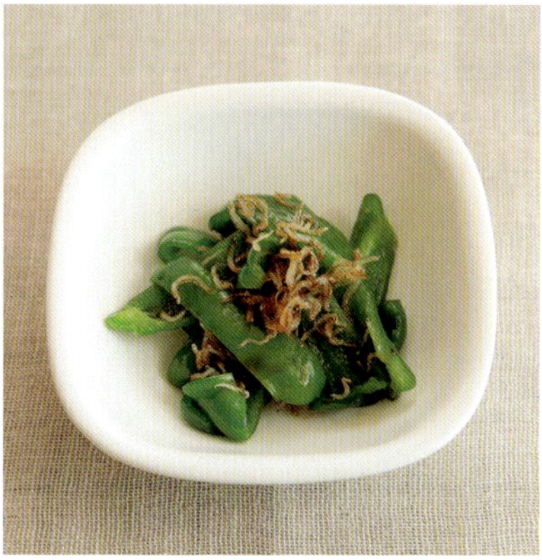

ピーマンとじゃこのオイスターソース炒め

材料(2人分)

ピーマン …… 3個
ちりめんじゃこ …… 大さじ1
オイスターソース …… 小さじ1
酒 …… 小さじ2
塩、こしょう …… 各少々
サラダ油 …… 小さじ1

作り方

1. ピーマンは縦半分に切り、ヘタと種をとって1cm幅に切る。
2. フライパンにじゃこを入れ、弱火で空いりする。じゃこがカラッとしたら、油とピーマンを加える。ピーマンがしんなりするまで炒め、調味料を加えて仕上げる。

副菜B（野菜のみ）のバリエーション

少し煮て柔らかく
仕上げます

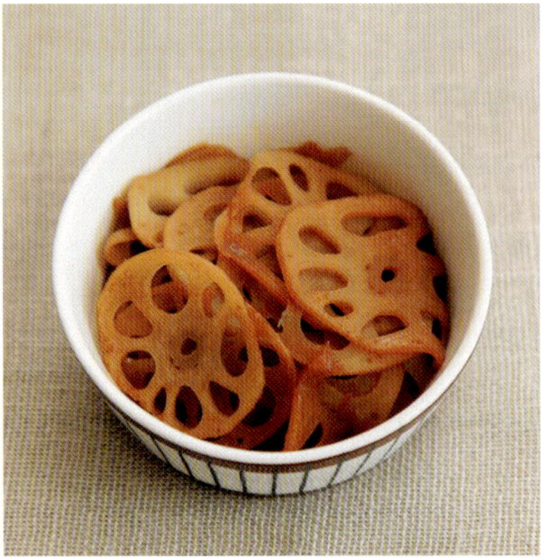

れんこんきんぴら

材料（2人分）

れんこん …… 小1節（50g）
ごま油 …… 小さじ½
砂糖 …… 小さじ½
酒、しょうゆ …… 小さじ2

作り方

1. れんこんは皮をむいて薄切りにし、水にさらしてアクを抜く。太めのれんこんのときは、薄いいちょう切りにする。
2. 小さめのフライパンにごま油を熱し、軽く水気をきったれんこんを加えて炒める。れんこんが少し透き通ってきたら、砂糖を加えて炒める。砂糖が焦げ始めたら酒としょうゆ、水¼カップ（分量外）を加え、ふたをして弱火で4～5分煮る。

ごまの粒が気になる方は、
練りごまでどうぞ

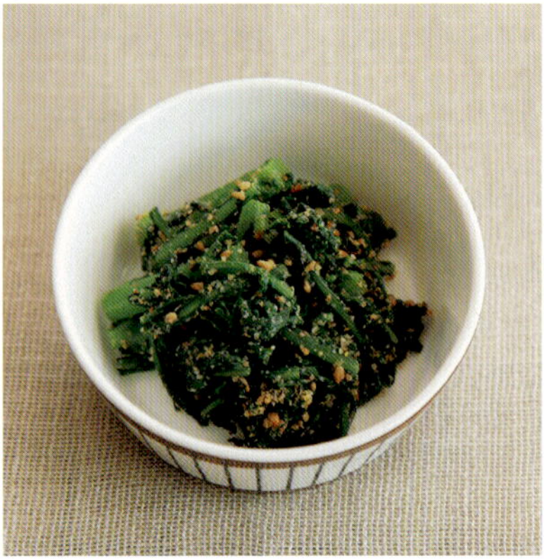

青菜のごまあえ

材料（2人分）

青菜（春菊またはほうれん草）…… ¼把
しょうゆ、みりん …… 各小さじ1
すりごま（白）…… 小さじ1½

作り方

1. 青菜は塩少々を加えた熱湯で柔らかめにゆで、冷水に取る。5分ほどさらしてアクを抜く。
2. 青菜を2cm長さに切って水気を絞り、しょうゆとみりん、すりごまを加えてあえる。

大根の消化酵素とお酢が
消化を助けてくれます

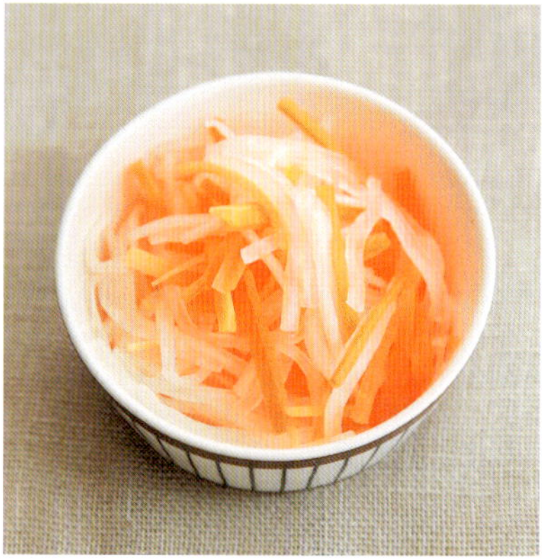

にんじんと大根のなます

材料（作りやすい分量）
にんじん …… 5cm
大根 …… 5cm
塩 …… 少々
酢 …… 大さじ1
砂糖 …… 大さじ⅔

作り方
1. 大根とにんじんは皮をむき、ともに細いせん切りにする。ボールに入れ、塩を加えて軽くもみ、10分ほどおいておく。
2. 大根とにんじんの水気をギュッと絞り、酢と砂糖を加えて混ぜる。

前の晩に作っておいてもOK。冷蔵庫で2～3日保存が可能です。

デザートにもなる
サラダです

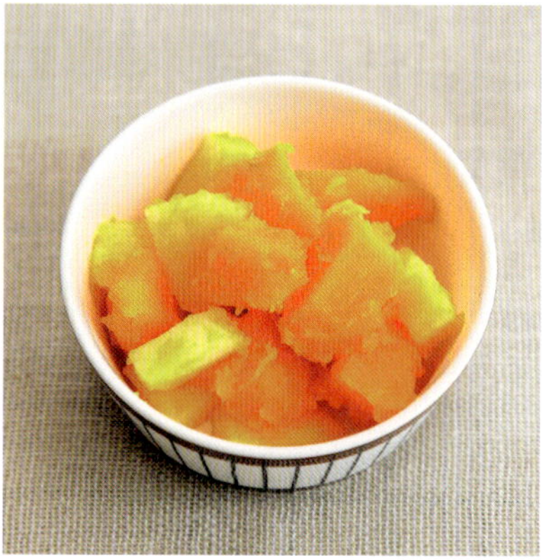

かぼちゃのサラダ

材料（2人分）
かぼちゃ …… 100g（皮と種つきで）
りんご …… ¼個
酢 …… 小さじ1
塩 …… 少々

作り方
1. かぼちゃは皮と種を除き、2～3cmの角切りにする。りんごは皮をむき、5mm幅のいちょう切りにする。
2. かぼちゃを耐熱皿に並べてラップをかぶせ、レンジ強（600W）で約2分加熱する。水気をきり、熱いうちにりんごと酢、塩ひとつまみを混ぜてあえる。

バターもマヨネーズも控えめなので
胃もたれしないはずです

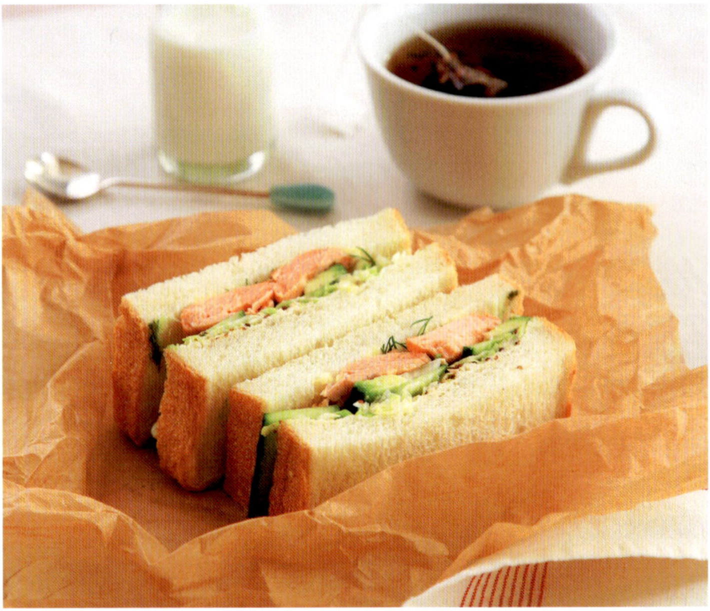

サーモンのサンドイッチ弁当　& ヨーグルト・紅茶

材料（2人分）

食パン（8〜10枚切り）……4枚
マーガリンまたはバター
……小さじ2
生鮭……2切れ
｜白ワイン…大さじ3
｜塩、こしょう…各少々
｜ローリエ…½枚
キャベツの葉……2枚
｜酢……少々
｜粒マスタード……小さじ2
｜マヨネーズ……小さじ2
アボカド……½個
きゅうり（薄切り）……1本
レモン汁……適宜

作り方

1. 鮭に塩、こしょうをふり、白ワインと水大さじ2（分量外）、ローリエとともに小鍋に入れて火にかける。煮立ったらふたをし、中火で5分ほど蒸し煮にして、取り出す。冷めたら、皮と骨を取り除いて粗くほぐす。
2. キャベツはせん切りにし、塩少々をまぶして少しおき、水気をギュッと絞る。酢をふり、マスタードとマヨネーズであえる。
3. アボカドは皮をむき、1cm厚さに切ってレモン汁をまぶし、塩少々をふる。
4. 食パンはそれぞれ片面に薄くマーガリンかバターを塗る。きゅうり、キャベツ、アボカド、鮭の順に具をのせ、あればディルの葉を散らしてサンドし、食べやすい大きさにカットする。

厚い卵焼きなので、
中心までしっかり火を通しましょう

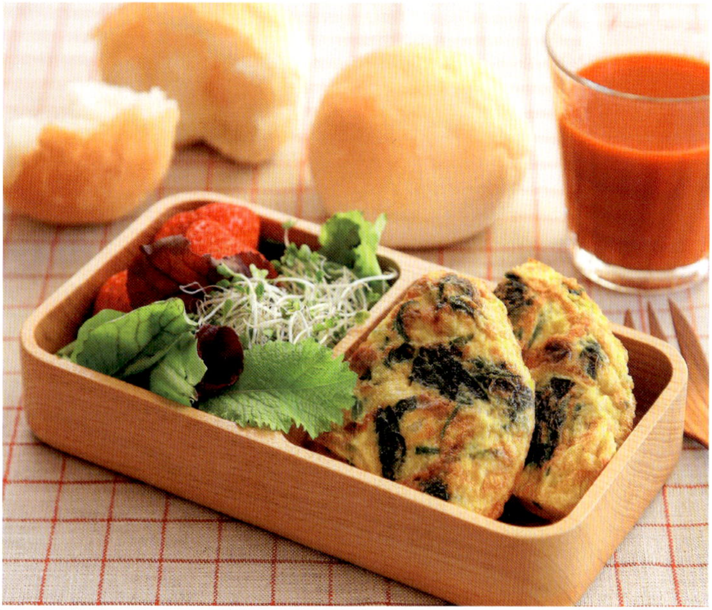

じゃがいのオープンオムレツ弁当

& パン・野菜ジュース
& ミックスリーフ・季節のフルーツ

材料(2人分)

じゃがいも …… 大1個
ほうれん草 …… 1/4把
玉ねぎ(薄切り) …… 1/4個
卵 …… 2個
アンチョビー(みじん切り) …… 3枚
塩、こしょう …… 各少々
オリーブ油 …… 小さじ2

作り方

1. じゃがいもは皮をむき、1cm厚さのいちょう切りにして水にさらす。耐熱皿にのせてラップをかけ、レンジ強(600W)で3分30秒加熱する。
2. ほうれん草は塩少々を加えた熱湯で柔らかめにゆでて、冷水に取ってアクを抜く。3cm長さに切って水気をギュッと絞る。
3. フライパンにオリーブ油小さじ1を熱し、玉ねぎを中火でしんなりするまで炒める。次に**1**と**2**を加えてサッと炒める。
4. 卵を溶きほぐし、**3**とアンチョビー、塩、こしょうを加えて混ぜる。フライパンに残りのオリーブ油を熱し、卵液を直径15cmほどの大きさに丸く流し、中火で約2分焼く。焼き色がついてきたら裏返し、さらに約2分焼く。

外食に小さなルールを作る

この時期をうまく乗る切るために、当時私は「外食のルール」を作っていました。

・カレー、ラーメン、パスタ、ファストフード店は素通り。
・そばやうどん屋、定食屋には迷わず入る。
・贅沢できる日は、お寿司屋さんに、などなど。

外食の定番、カレーやラーメン、パスタ、ハンバーグなどには、油脂が多く含まれているうえ、あまり噛まずに短時間で食べてしまいがちで消化不良を起こすことがあるので、最初のうちはなるべく控えたいメニューです。極端に油の多いものは別ですが、少量の揚げものや炒めものならよく噛んで食べればそう問題もありませんし、洋食でもシチューやグラタンなどは消化がよいので、おすすめです。

とはいえ、さっぱりとした和食を中心に選ぶほうが、やはり安心。定食ならば比較的バランスよく栄養がとれます。また、いくらおなかがすいていても、丼ものや麺類はかきこまずにモグモグゆっくり食べることを忘れずに。おそばだって少しくらい伸びるのを覚悟しましょう。

途中でおなかがいっぱいになったとき、少しでも不安な食材があるときは、もったいなくても迷わず「ごちそうさま」をするよう心がけましょう。

体が生活のリズムに慣れて、おなかの調子が整うまでのしばらくの間、特に社会復帰したばかりの時期のメニュー選びはくれぐれも慎重にしたいものです。

エナジーフードで栄養補給を

　今までの生活に戻ると、体が突然エネルギー切れを起こすことがあります。そんなときには上手に栄養補給をしたいものです。少量でもエネルギーと栄養価が高く、消化吸収がよいエナジーフードなら、次の食事にもひびかないので最適です。

　また退院直後を含め、おなかの調子がよくないときや食がすすまないときも、ジュースやスイーツを食事がわりにしてはいかがですか？　甘みや酸味をきかせたものは、不思議と喉を通るし、元気も出ます。外出時にもエナジーフードを携帯すると心強いもの。傷みにくいものであれば、手作りでも市販品でもかまいません。
「おいしい」と感じ、体が欲するものを食べることも、回復期の栄養補給に大切なことではないでしょうか。

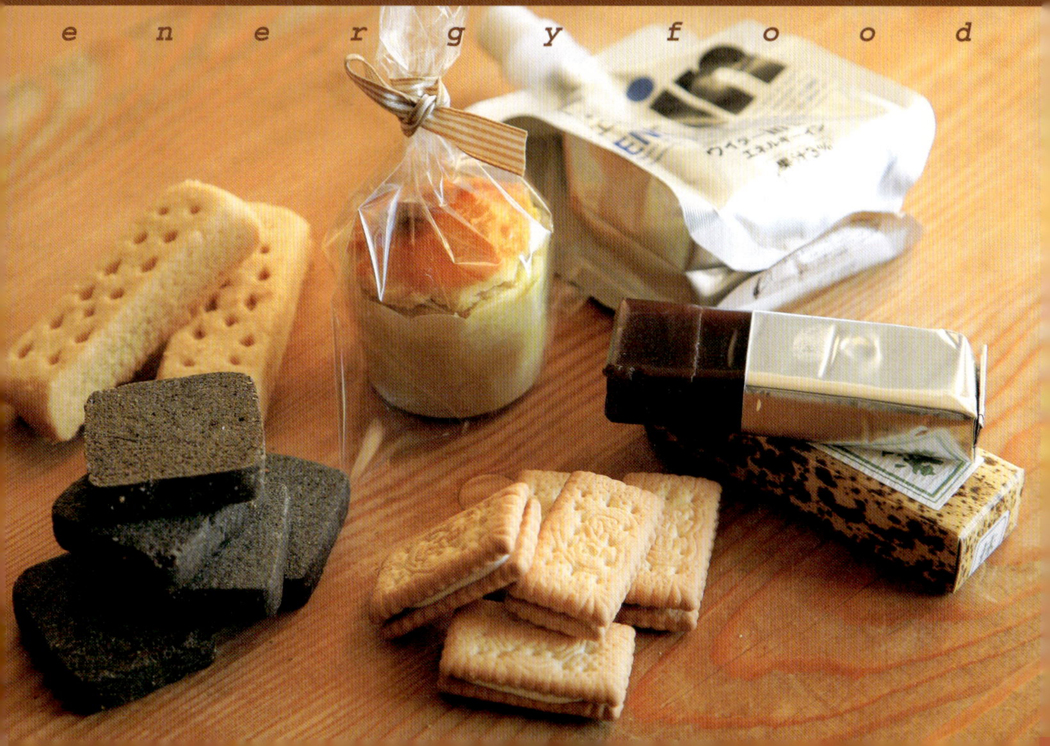

energy food

元気の出るジュース

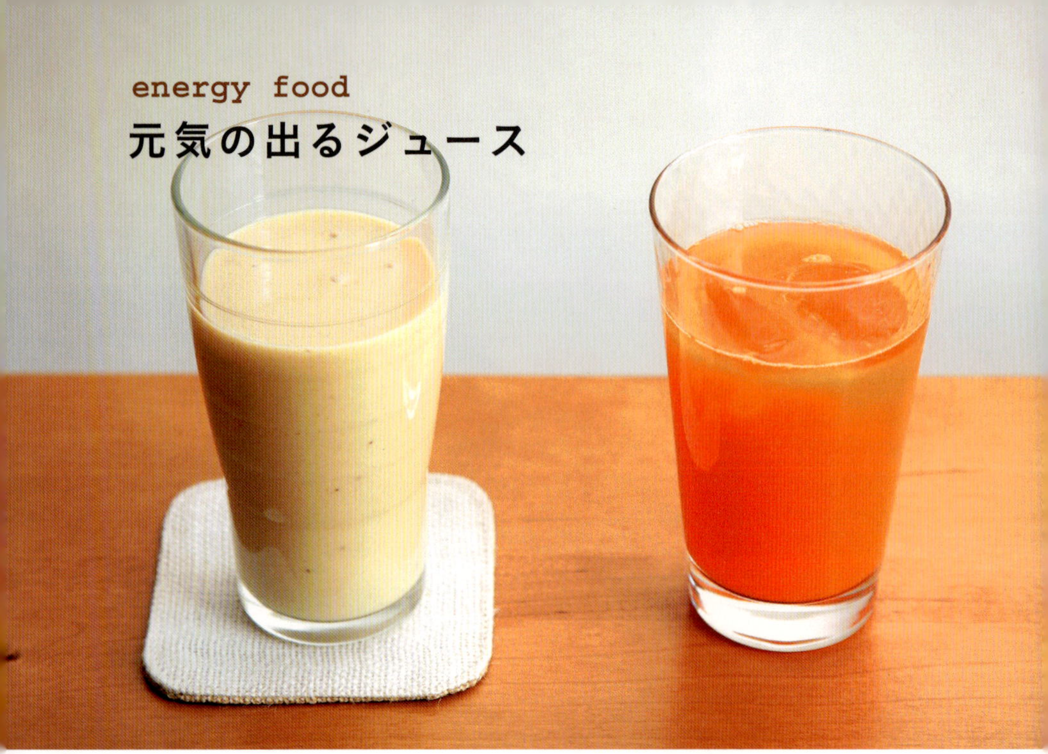

栄養も消化吸収も抜群の、
パーフェクトドリンク

バナナ&きなこジュース

材料(1人分)

バナナ …… 1本
豆乳または牛乳 …… 1カップ
きなこ …… 大さじ1
氷 …… 2〜3個
メープルシロップ、黒みつ、
　オリゴ糖シロップなど …… 適宜

作り方

1. バナナは皮をむいて適当な大きさにちぎり、豆乳ときなこ、氷と一緒にミキサーにかける。
2. グラスに注いで、好みのシロップを加える。

免疫力アップに必要な
ビタミンA・Cがいっぱい

にんじん&オレンジジュース

材料(1人分)

にんじん …… 1本
オレンジ …… 大1個
はちみつ …… 適宜

作り方

1. にんじんはざく切りに、オレンジは皮をむいて1房ずつにほぐす。
2. 1をジューサーにかけてグラスに注ぎ、はちみつを加えて甘みを調節する。好みでレモン汁を加えてもおいしい。

ジューサーがなければ、すりおろしたにんじんをガーゼに包んで絞ったものと、絞ったオレンジ果汁を混ぜてください。

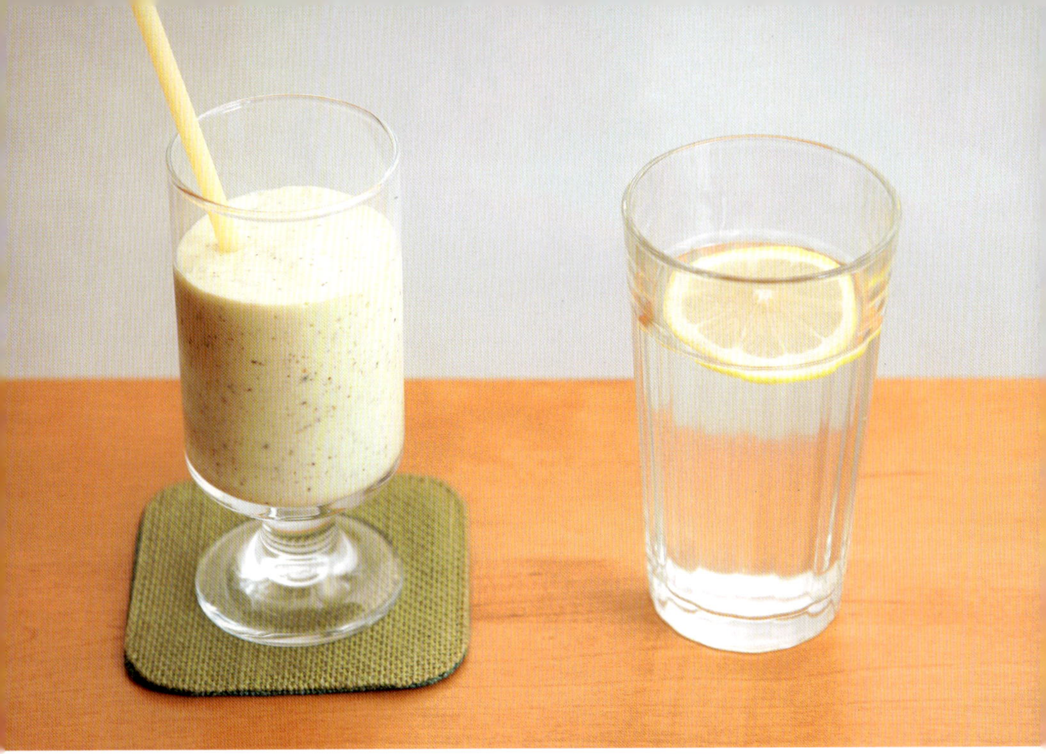

甘酸っぱくて、
熱っぽい日にも飲みやすい

キウイシェイク

材料（1人分）

キウイ（完熟）…… 大1個
バニラアイスクリーム
…… 小1個（125cc）
氷 …… 2〜3個

作り方

1. キウイは皮をむいてざく切りにする。
2. ミキサーに1とアイスクリーム、氷を入れ、攪拌する。

退院してすぐの頃は、キウイを2個用意し、種の部分を取り除いてから同様に作ってください。

市販品を買わなくても、
家で簡単に作れます

手作りスポーツドリンク

材料（1人分）

水 …… 2½カップ
塩 …… ひとつまみ
砂糖 …… 大さじ2
レモン汁 …… 小さじ½
レモンの輪切り …… 適宜

作り方

1. グラスに分量の水と塩、砂糖、レモン汁を入れてよく混ぜ、レモンを浮かべる。

グレープフルーツ果汁を加えてもおいしいものです。

甘みをきわだたせたいときは、
焼き上がりにハチミツを塗っても

energy food
和洋スイーツ

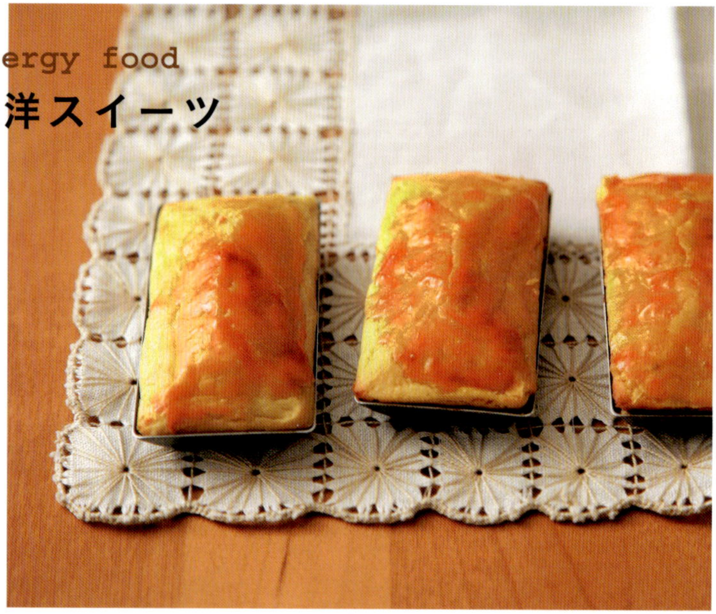

簡単スイートポテト

材料（フィナンシェ型6〜8個分）*1
さつまいも …… 1本（400gのもの）
きび砂糖 …… 70g
バター（室温に戻す）*2 …… 40g
卵黄 …… 3個分
ラム酒 …… 小さじ2
卵黄 …… 1個分

*1 アルミカップなどで作ってもよい。
*2 あれば無塩バターを使う。

退院してすぐの頃は、さつまいもを裏漉しして繊維を取り除いてから同様に作りましょう。

作り方

1. さつまいもは2cm厚さの輪切りにして皮を薄くむき、さらに半分に切って水にさらしてアクを抜く。
2. 鍋に1を入れてひたひたの水（分量外）を加え、ふたをして強めの中火で10分ほど煮る。さつまいもが柔らかくなったら、ふたをはずし鍋をゆすりながら水気を飛ばして火を止める。
3. 2が熱いうちにマッシャーなどでつぶし、バターを2回に分けて加え混ぜる。次に砂糖を加え、卵黄とラム酒を順に加え混ぜて生地を作る。
4. 焼き型の内側に溶かしバター（分量外）を塗り、こんもりと生地を入れて、表面をならす。表面に溶いた卵黄をハケで塗り、温めておいた200℃のオーブンに入れ、約15分焼く。

くずは、昔から風邪だけでなく下痢や
おなかの張りを治す「薬」としても有名です

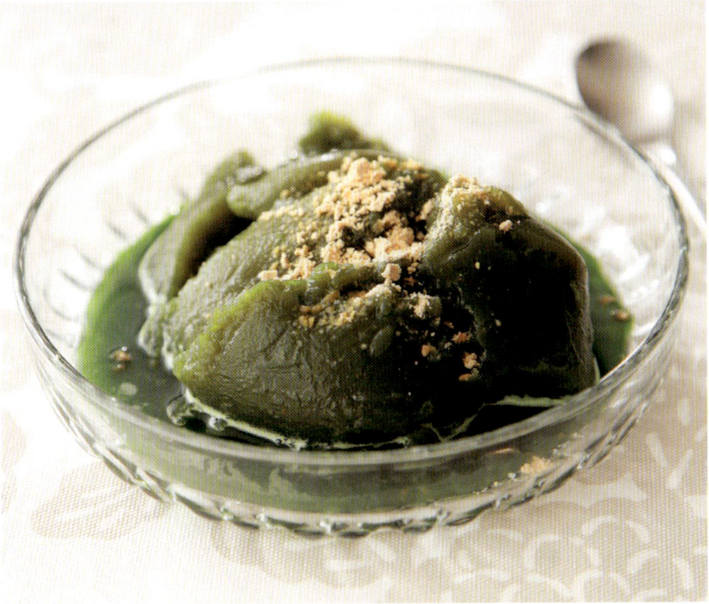

抹茶くずもち

材料（4〜5人分）
くず粉 …… 40g
抹茶 …… 大さじ1
水 …… 2½カップ
砂糖 …… 40g
A｜砂糖 … 50g
　｜水 … 大さじ3
抹茶 …… 小さじ1
きなこ …… 適宜

作り方

1. 鍋にくず粉を入れ、かたまりを木じゃくしで砕き、分量の水から大さじ3を加えてよく溶き混ぜる。抹茶大さじ1を茶こしでふるい入れて混ぜ、砂糖と残りの水を加えてよく混ぜる。
2. 1を弱火にかけ、木じゃくしで底から混ぜながらつやよく、トロリとするまで煮る。バットなどに流し、表面が乾燥しないようにラップを貼りつけてそのまま冷ます。
3. 鍋にAの砂糖と水を入れ、煮溶かしてシロップを作る。ボールに抹茶をふるい入れ、冷ましたシロップを加えて泡立て器でよく混ぜる。あれば茶せんで泡立てるとよりきめ細やかになる。
4. 器に2をスプーンですくって盛り、3のシロップときなこを好みの量かけて食べる。

板ゼラチンは、粉末よりもにおいが少ないので、
すっきりおいしく仕上がります

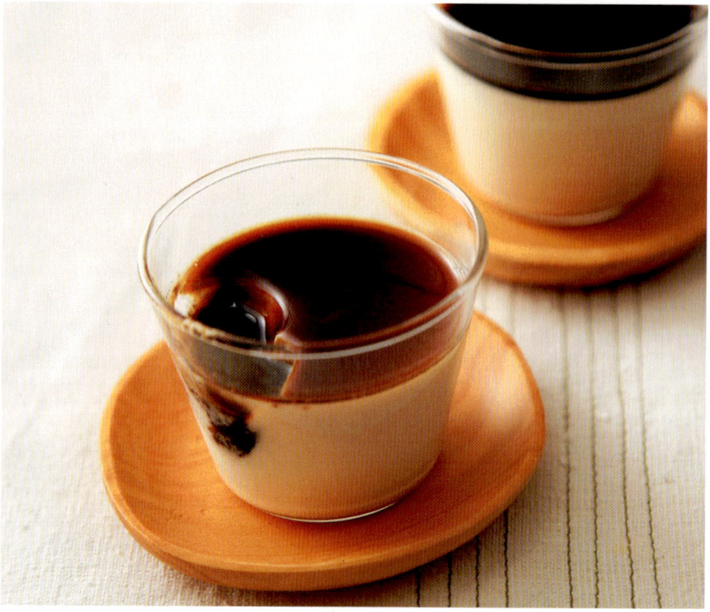

76

白ごまプリン

材料(4人分)

練りごま(白)……60g
牛乳……2カップ
砂糖……30g
生クリーム……大さじ3
板ゼラチン*……5枚(7,5g)
黒みつ(市販品)……適宜

*粉ゼラチンを使う場合は水大さじ3にゼラチン大さじ¾を振り入れ、ふやかして使う。

作り方

1. 板ゼラチンは水につけてふやかしておく。
2. 鍋に牛乳と砂糖を入れて火にかけて温め、砂糖が溶けたら火を止める。ここに1のゼラチンの水気を絞って加えて完全に溶かす。
3. ボールに練りごまを入れ、ゴムベラで滑らかに練り、2を少しずつ加えながら混ぜて、生クリームを加える。ボールの底を氷水に当てて粗熱を取る。カップなどに等分に注ぎ、冷蔵庫で1時間ほど冷やし固める。黒みつを好みの量かけて食べる。

ごまのパワーがつまったカロリーバーは、
外出時の携帯にもぴったり

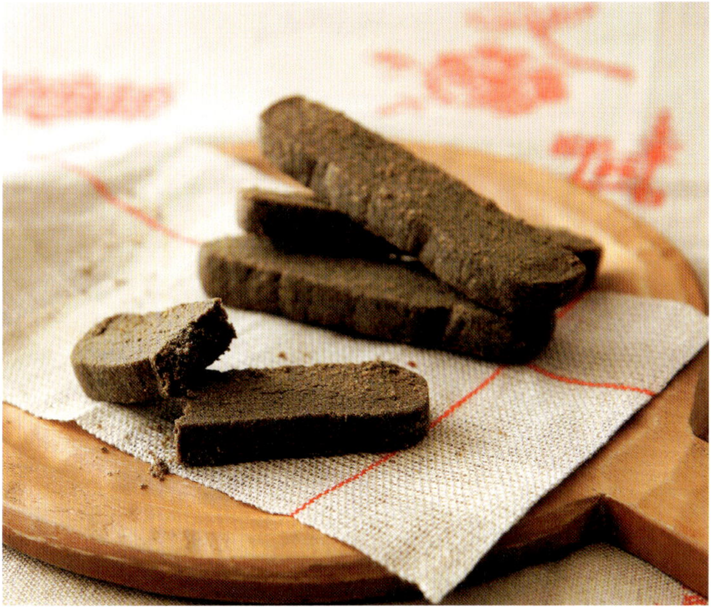

黒ごまクッキー

材料（約15個分）
練りごま（黒）…… 60g
バター（室温に戻す）＊ …… 30g
きび砂糖 …… 50g
薄力粉 …… 90g
卵 …… ½個分
＊あれば無塩バターを使う。

作り方

1. ボールにバターを入れてクリーム状に練り、練りごまを加えてゴムベラでよく混ぜる。きび砂糖を加えてすり混ぜ、卵も加えてよく混ぜる。
2. 小麦粉をふるいながら加え、サックリと切るように混ぜていく。生地がだんだんまとまってきたら、手で生地を少しだけ練り、15cm角ほどの大きさにまとめる。ラップをして30分ほど冷蔵庫で生地を冷やし固める。
3. 2を1cm幅の棒状、または3cm角にナイフで切って天板に並べ、温めておいた170℃のオーブンで17〜18分焼く。

リハビリ時の 1週間 献立メモ

赤字は掲載料理とページ数です。

月曜日 monday

朝 梅干し入りひき割り納豆
温泉卵
かぶと油揚げのみそ汁　ご飯

昼 お弁当 切り身魚のゆうあん焼き (62)
かぶとちくわのさっと煮 (64)
かぼちゃのサラダ (67)
ご飯&梅干し

おやつ バナナ

晩 手羽元のハーブグリル
ミックスリーフサラダ
ミネストローネ (51)　パン

火曜日 tuesday

朝 ミネストローネ (51)
（ソーセージ入り）
トースト　紅茶
フルーツヨーグルト

昼 外食　おかめうどん
かやくご飯

おやつ 簡単スイートポテト (74)
（市販品でも）

晩 ホイコー豆腐 (52)
にんじんと大根のなます (67)
里いもの煮もの
卵スープ　ご飯

水曜日 wednesday

朝 しらすと卵の雑炊

昼 お弁当 鶏肉としめじのすき煮 (63)
じゃがいもの
マヨチーズ焼き (65)
にんじんと大根のなます (67)
ご飯　いちご

おやつ ゼリー飲料

晩 金目鯛の煮つけ
小松菜のおひたし
コン汁 (54)
ご飯

木曜日 thursday

朝 あじ開き＆大根おろし　ご飯
納豆汁(コン汁(54)＋ひき割り納豆)

昼 外食　お刺身定食
・まぐろ刺身
・大根厚揚げ煮
・わかめと豆腐のみそ汁
(わかめ残す)

おやつ ヨーグルトドリンク

晩 豆腐と鶏ひき肉のハンバーグ
蒸しブロッコリー＆キャベツ
かぼちゃの和風ポタージュ(26)
パン

金曜日 friday

朝 煮込みうどん
(麩・かまぼこ・野菜)

昼 お弁当 サーモンのサンドイッチ(68)
ヨーグルト

おやつ ようかん

晩 豚しゃぶしゃぶ(57)
ご飯

土曜日 saturday

朝 じゃがいも、ブロッコリー、
あさりのみそ汁(バター少し)
トースト　フルーツヨーグルト

昼 外食　えびグラタン
コンソメスープ

おやつ おまんじゅう

晩 来客　簡単ちらし寿司(58)
お刺身
湯葉と三つ葉の吸いもの

日曜日 sunday

朝 コーンフレーク
(豆乳ヨーグルトフルーツ)
にんじん＆オレンジジュース(72)
紅茶

昼 おにぎり　焼き鳥
かぼちゃの煮もの
(すべてお店で買う)

おやつ バナナ＆きなこジュース(72)
クラッカー

晩 豆腐のキーマカレー(48)
グリーンサラダ
白ごまプリン(76)

治療中、食事がとれないときに

手術の後遺症や化学療法の副作用で食事がとれないときは、本当に辛いものです。私自身や友人たちの治療のなかで見つけた食事のとり方の工夫をご紹介します。

【吐き気があるとき】

温かい料理は匂いを感じやすいので、冷たいさっぱりしたもの、しょうがや青じそなどの薬味、レモンや酢を効かせたものがスッキリと食べられるようです。冷製のうどんやポタージュ、寿司、甘酢漬け、ジュースやゼリー、アイスクリームなどがおすすめです。

【口内炎がひどいとき】

口の中を傷つけやすいかたいもの、口内炎にしみる酸味や辛味のきいたものや酸っぱい果物、熱いもの・冷たいものは避けましょう。軟らかく煮たり、口あたりのツルッ、トロッとした料理が食べやすいので、ポタージュや茶碗蒸し、柑橘類以外のジュース、ゼリー、プリンなどを試してみてください。また、飲み物で口を潤してから食べ始めると、少し痛みを感じにくくなるようです。

【味を感じにくいとき】

直接口にあたるところの味を濃くすると食べやすいと思います。塩味が感じにくいときは、つけじょうゆやふり塩を。甘味を感じにくいときは、おやつなら甘いソースや蜜をかけてみると味が際立ちます。ごまだれやみそだれ、甘酢、レモンなどの味の濃い印象のものをかけたり、薬味や香辛料などの香りを効かせるのもおすすめです。

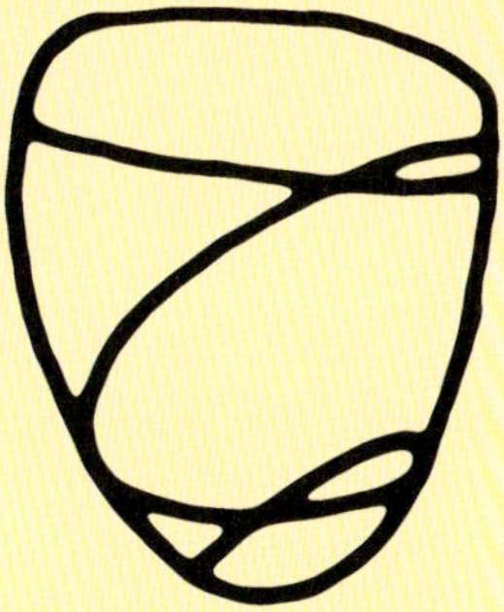

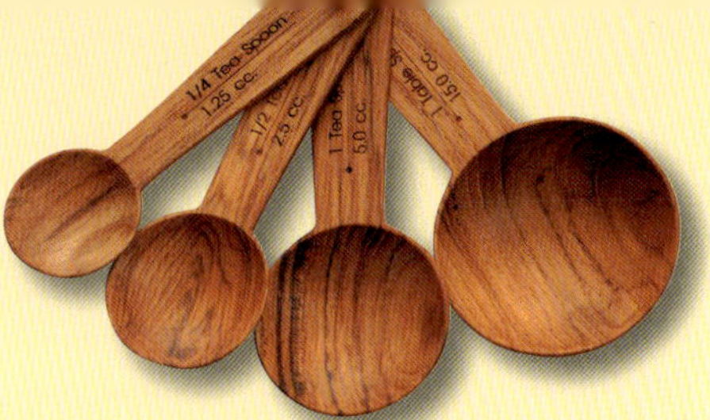

3章

再発予防の日頃の食事

おなかをきれいにし、
腸の力と免疫力をアップさせる

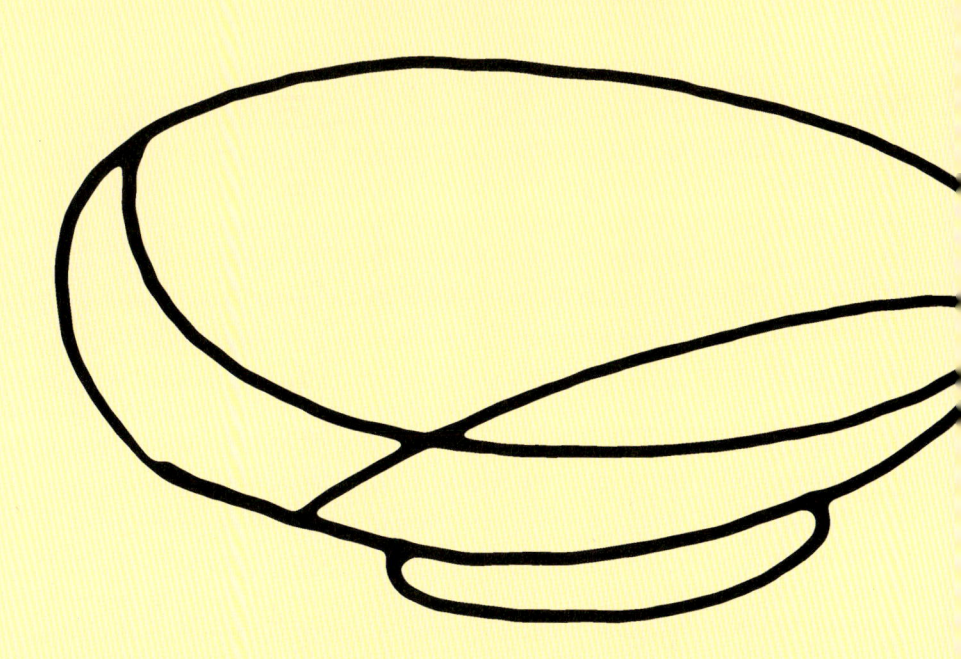

著者の体験から❸

腸内環境を整え、腸の力をつける食生活が、大腸がん再発予防の大きな力に

大腸がんを告知されたとき、まず私の頭に浮かんだ「原因は何？」という疑問に、明確な答えをくれる人は誰もいませんでした。でも、科学的根拠のある「大腸がんのリスクファクター」を繰り返し読むうちに、「食生活を見直せば、がんに嫌われる体に必ずなれる」と思えるようになっていきました。

大腸がんの発症には、腸内の悪玉菌が大きくかかわっているといわれています。肉や脂肪を食べると分泌される胆汁酸は、悪玉菌と結びついて、発がん物質を作ったり促進させたりします。善玉菌が悪玉菌よりも優勢ならば発がん物質は生まれにくいのです。ところが便秘は悪玉菌を増加させ、腸内にこの物質を長時間停滞させるため、がんのリスクを高めるとされます。

以前の私は、肉やこってりした味つけのものやケーキが大好物で、毎日のように食べていたので、胆汁酸が大量に分泌されていたのは間違いないでしょう。とはいえ、便秘の経験はほとんどなく、逆に下痢症。それでもがんになってしまいました。「頻繁な下痢が便秘と同様に悪玉菌を増やし、悪玉菌が増えると下痢をしやすくなり、頻繁な下痢が大腸を過労させる。したがって過労した腸だから、特に肉や脂肪を食べると下痢をする」。今になって考えれば、それに符号する経験を度々しました。さらに、この悪循環が腸の力を奪い、腸内環境を悪化させてポリープを作り、結果的にがんになってしまった、と私なりに推測しているのです。

先生方のお話では、「新たながんを作らないためには、がんのもとになるポリープを作らないことが大前提。そのためには下痢と便秘を予防して腸の過労を防ぎ、腸内環境を整え、腸の力をつけることが大切」と。このことは同時に、がんの再発予防にも大きな効果を発揮する。その理由は、「腸管は免疫系全体の60％もが集中しており、そこの善玉菌が優勢になり腸に力がつくことは、すなわち腸管の免疫細胞が活性化されて免疫力がアップする」という実に明快なもの。

そこで私は、次のように考えてみました。

1.下痢と便秘を予防する

・食事は三食とる、大食いはしない

・朝ご飯を食べて、朝の排便習慣をつける

・肉や脂肪（特に動物性脂肪、洋菓子も）を控える

2.おなかをいたわって腸内環境を整える

・善玉菌を増やし、悪玉菌を減らす食事をする

・胃腸に負担をかけない

3.食物繊維で腸管を刺激して、腸の力をきたえる

食生活を改めることは、「がんと闘う大きな力」に必ずなるはず。そう信じています。

朝ご飯を食べる

昼ご飯は簡単にすませることが多いので、朝食は、いつも「野菜と果物と発酵食品」をできるだけ食べるようにしています。これに「ご飯かパン」と「たっぷりの温かい飲み物」を添えるのが、ここ数年の私の朝ご飯の定番スタイルです。忙しい朝の手間と時間の節約のため、ストック料理やスープ、洗った葉野菜類をいつも何かしら用意しておきます。その日の予定や食欲によっておかずをプラスするときもあれば、ときにはシリアルですませることも。

便秘解消のため, 玄米ご飯や起きぬけのジュースや牛乳を試した時期もありました。でも、玄米は消化に負担がかかりすぎて胃痛や疲労感を招き、冷たい飲み物は胃腸を冷やすだけで、私の場合はまったく逆効果でした。朝はおなかに優しいものを食べるほうが、眠っていた胃袋が元気に目覚めるような気がします。しだいに体が温まり、20〜30分ゆっくりしていれば、自然に腸がギュルギュルと動き始めて、「トイレタイム」がくるはずです。これでおなかだけでなく全身、頭と心にもスイッチが入り、リズムが整います。

朝ご飯をしっかり食べて、元気に1日をスタートしましょう。

A　発芽玄米ご飯

白米に発芽玄米を同量加えて炊く。

B　キャベツの浅漬け

キャベツとにんじんのサラダ（P.88参照）のキャベツに、ちぎった青じそとしょうがのせん切りを適量加えてギュッと絞る。

C　じゃこ納豆

納豆小1パックに酢じゃこ大さじ山盛り1（酢も一緒に）を混ぜる。

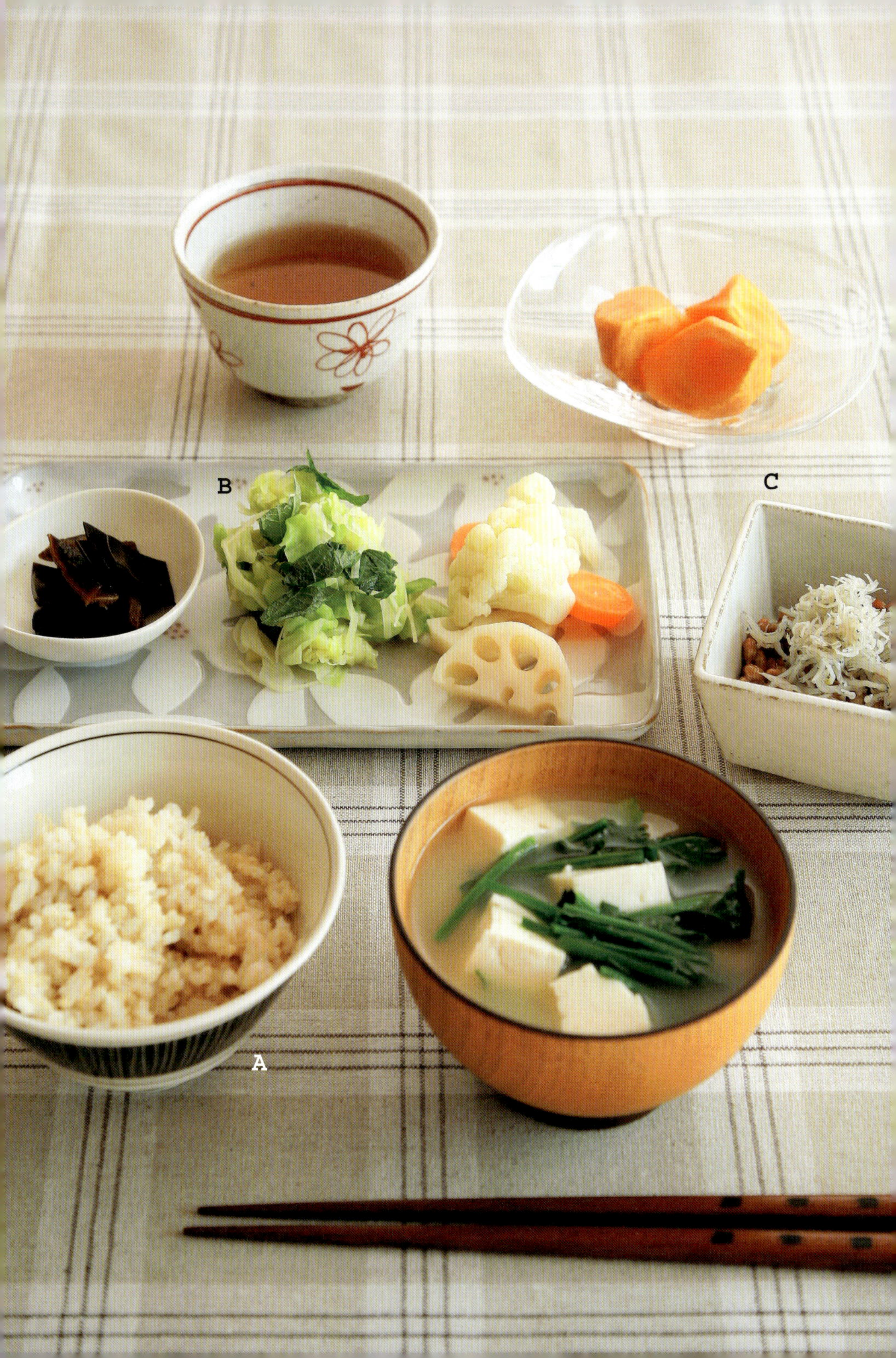
B
C
A

忙しい朝に便利なストック料理

じゃこのカルシウム吸収を
お酢が助けます。
ご飯や、おひたしや豆腐にかけても

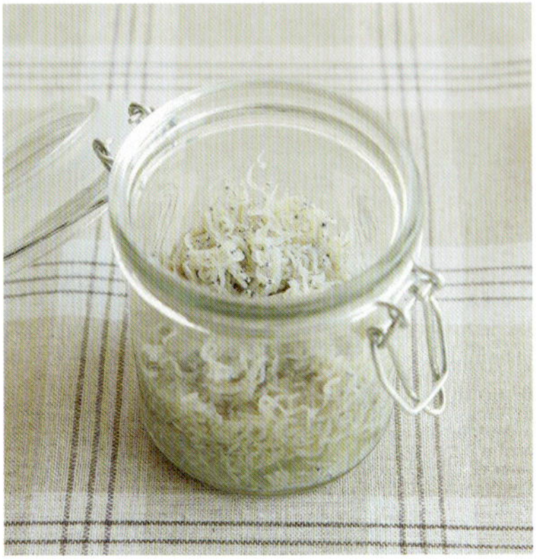

酢じゃこ

材料（作りやすい分量）

ちりめんじゃこ ……1カップ

酢 …… $\frac{2}{3}$カップ

作り方

1. じゃこを保存びんなどに入れ、酢を加え混ぜて一晩おく。冷蔵庫で1週間保存できる。

甘酢にローリエと粒こしょうを加えると
洋風ピクルスに。
砂糖の量は好みで加減を

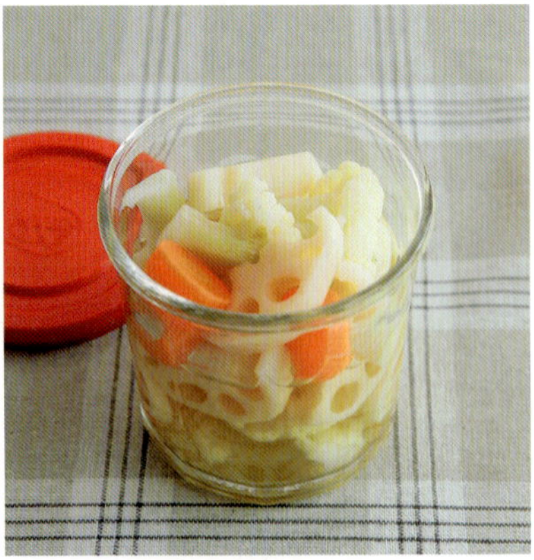

野菜の甘酢漬け

材料（作りやすい分量）

にんじん ……$\frac{1}{4}$本

カリフラワー …… 小$\frac{1}{2}$株

れんこん …… 小$\frac{1}{2}$節

酢 ……1カップ

砂糖 …… $\frac{2}{3}$〜1カップ

塩 …… 小さじ$\frac{1}{2}$

作り方

1. カリフラワーは小房に分けてゆで、水気をきる。
2. にんじんは皮をむき、少し厚めの輪切りに、れんこんは皮をむいて薄い輪切りにして酢水にさらす。
3. ホーロウの鍋に酢と砂糖、塩を入れて煮溶かし、にんじん、れんこんを加えて中火で2〜3分煮て冷ます。カリフラワーを加えて一晩おく。冷蔵庫で1週間保存できる。

A

コールスローサラダ

キャベツとにんじんのサラダを軽く絞って酢じゃこ(P.86参照)を混ぜ、レモン汁、こしょう、オリーブ油各少々であえる。

B

野菜のホットサラダ サーモン添え

ブロッコリーとさやいんげんを塩ゆでし、熱々のうちにバルサミコ酢と塩をふり、スモークサーモンを添える。

C

ヨーグルト甘煮添え

プレーンヨーグルトにさつまいもとドライフルーツの甘煮、ブランシリアルをのせる。

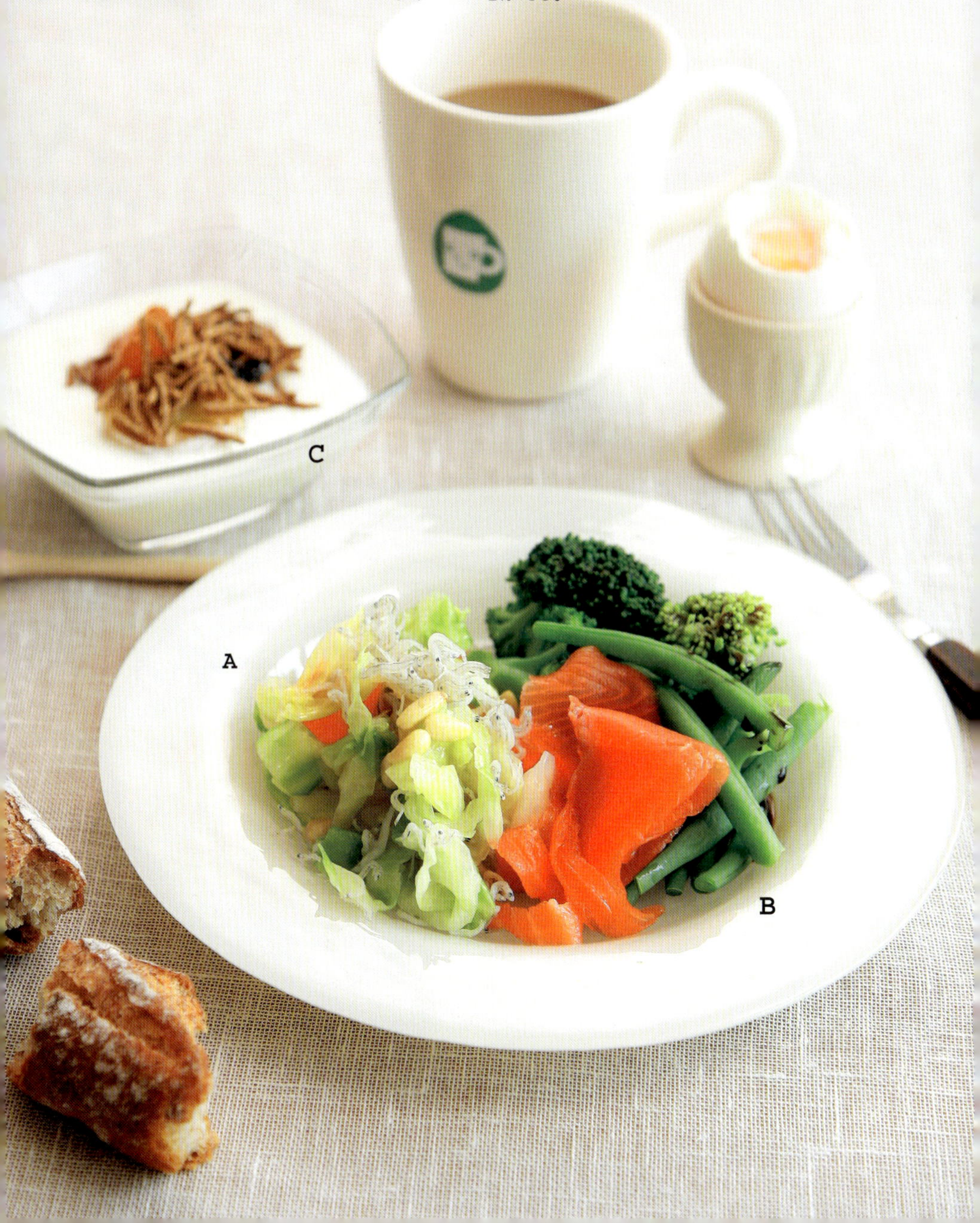

生のキャベツは、抗がん効果が
特に高いそうです。
マヨネーズやマスタードであえても

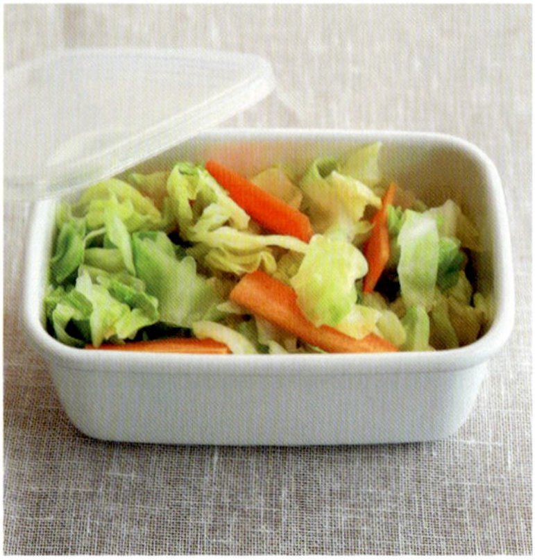

キャベツとにんじんのサラダ

材料(作りやすい分量)

キャベツ …… ½個
にんじん …… ½本
塩 …… ふたつまみ
酢 …… 小さじ1

作り方

1. キャベツは芯を除いてざく切りにし、にんじんは皮をむき、3〜4cm長さの短冊切りにする。ボールに入れて塩をまぶし、10分ほどおく。
2. 野菜の水気を絞って酢を混ぜる。冷蔵庫で5〜6日保存できる。

食物繊維が豊富な甘煮。
ドライフルーツは
いちじくやクランベリーでも

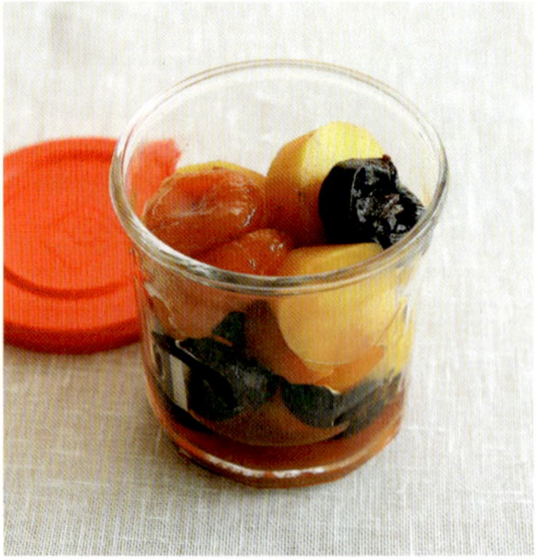

さつまいもとドライフルーツの甘煮

材料(作りやすい分量)

さつまいも …… 1本
干しあんず …… 8枚
ドライプルーン …… 8個
きび砂糖 …… 30g
酒 …… 大さじ1
塩 …… ひとつまみ

作り方

1. さつまいもは1cm厚さの輪切りにし、皮をやや厚めにむいて水にさらしてアクを抜く。
2. 鍋にさつまいもとあんず、プルーンを入れて、水2カップ(分量外)を加えて火にかける。煮立ったら弱火にし、落しぶた(紙ぶたがよい)をして、約10分煮る。きび砂糖と酒、塩を加え、さらに5分煮る。冷蔵庫で3〜4日保存できる

おなかをいたわる

「善玉菌が優勢な腸内環境に整える」──そのためには、悪玉菌の好む肉や脂肪、洋菓子を控え、善玉菌の好む納豆やヨーグルトなどの発酵食品や食物繊維、穀物を食べるのがおすすめです。食物繊維は2つに分類され、善玉菌が好むのは果物やぬるぬる・ねばねば食品などに多く含まれる「水溶性食物繊維」。もう1つはごぼうや玄米、こんにゃくなどに含まれる「不溶性食物繊維」です。

水溶性食物繊維は便を軟らかくする働きもあるので、カチカチ便になりやすい人には有効です。また不溶性に較べておなかにやさしい繊維なので、胃腸の調子がよくないときには、意識的にこちらを多めにとるとよいでしょう。

一方、不溶性食物繊維には腸壁を刺激してぜん動運動を促す働きがあり、スムーズな排便には不可欠です。ただし食べすぎると胃腸を疲れさせることがあり、また腸の中で水分を吸収して便を硬くする性質があるので、たくさん食べるときは水分を十分とるように心がけましょう。

なお、体温が低いと胃腸の働きが悪くなるため、しょうがやにんにく、らっきょうなどの薬味を毎日適量食べたり、冷え性の人は腹部を直接温めて血行を高めることも大切です。ただし唐辛子の辛味は刺激が強すぎて逆効果になるので、控えめに。

このように一つ一つおなかをいたわることの積み重ねが、善玉菌を増やす結果につながります。

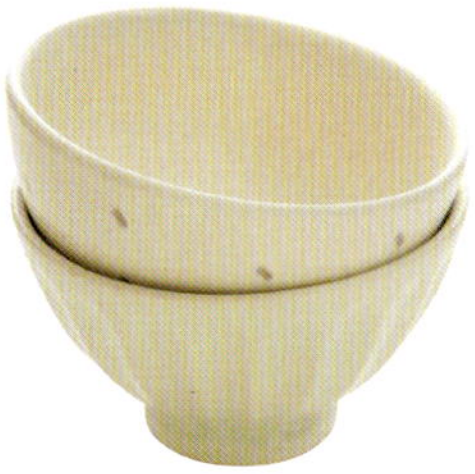

野菜が主役の
「ベジタテーブル」

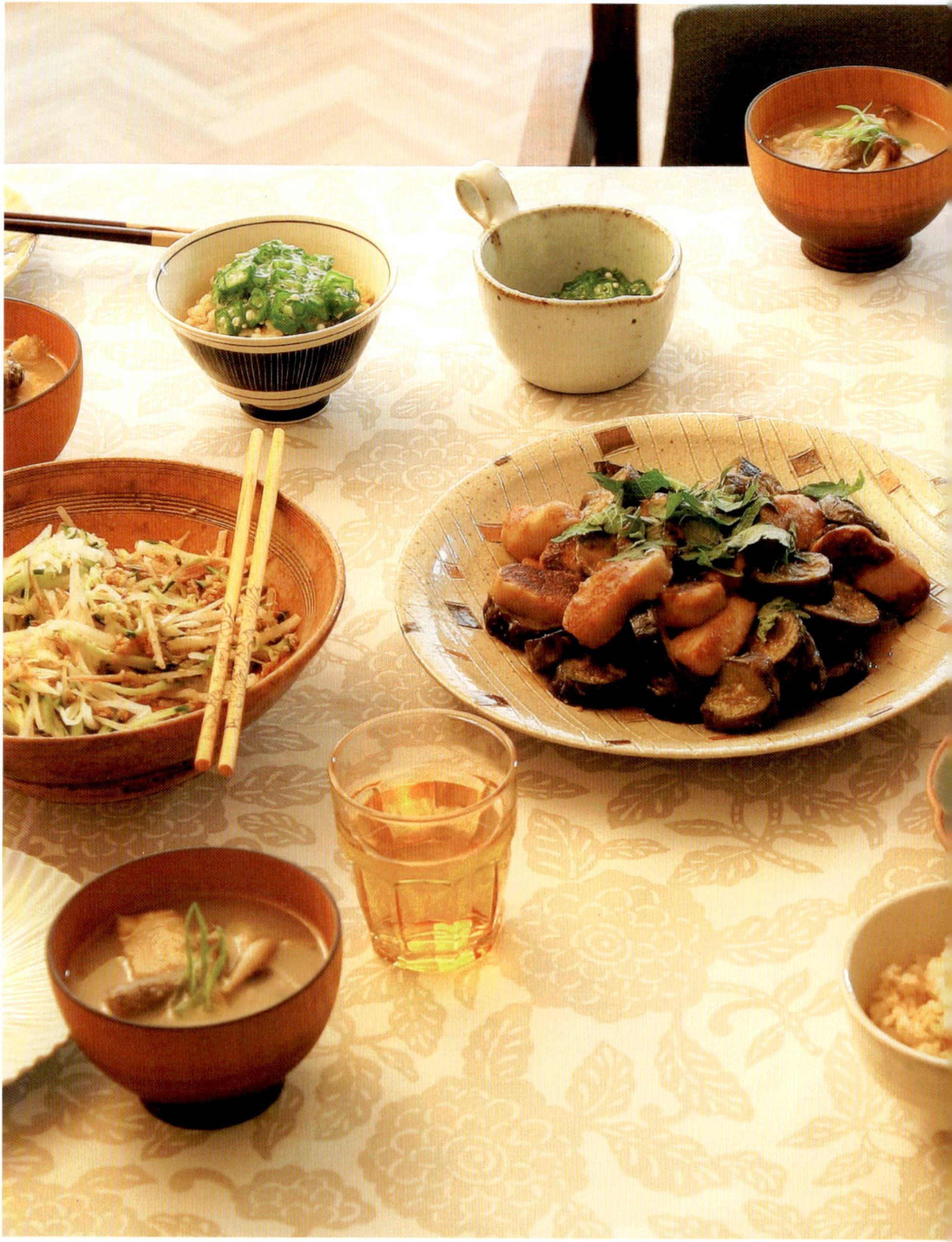

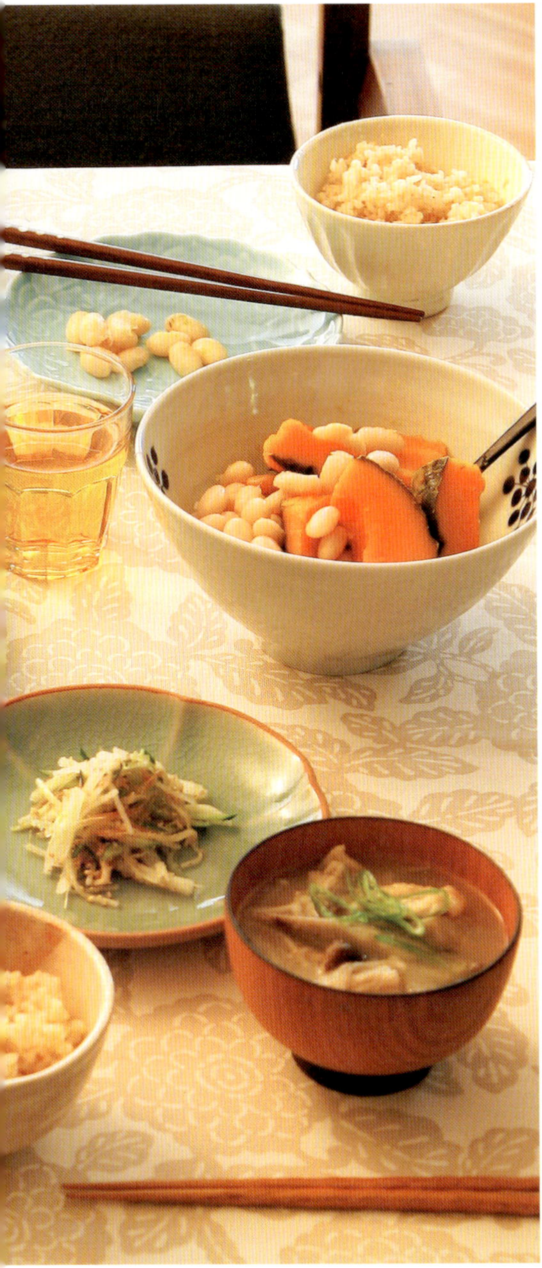

menu

なすと生麩のみそ炒め
かぼちゃと豆の煮もの
ごま酢サラダ
とろとろオクラ
きのこのおから汁
発芽玄米ご飯

玄米菜食とまではいかないまでも、週に1〜2度このような野菜中心の献立をとると、おなかもすっきり軽くなるように思います。

献立に肉や魚が入らないと、もの足りないのでは？と思われるかもしれませんが、生麩や豆、ごまなどの栄養、滋養に富んだ素材を使い、また味にメリハリをつけることで満足度の高いメニューになります。

ただし、この料理すべてを用意するとかなり食物繊維が多くなるので、手術後あまり時間が経過していない方は、オクラ料理や玄米ご飯をはずすなどして、おなかと相談しながら召し上がってください。

野菜が主役の「ベジタテーブル」

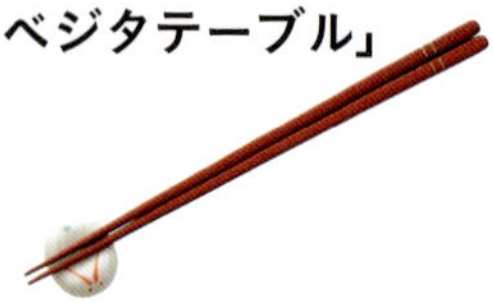

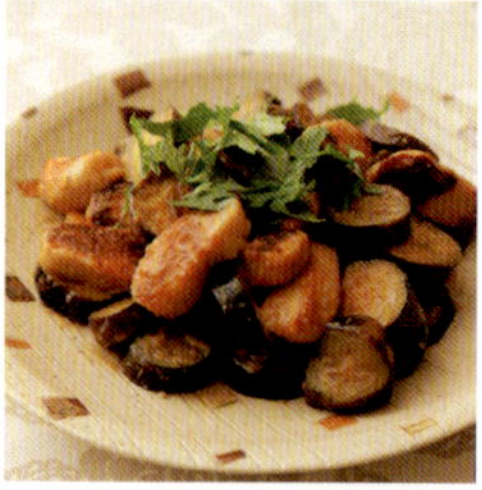

A

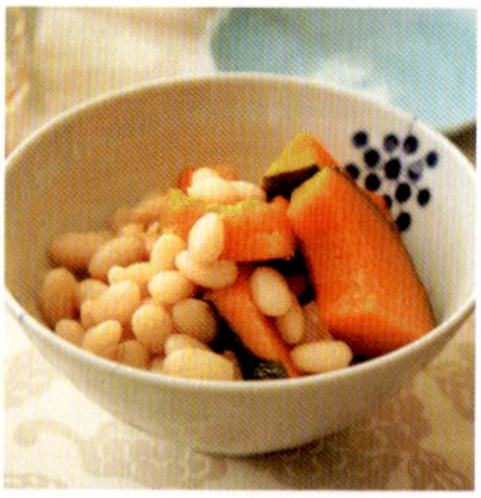

B

みそ味が生麩となすの
おいしさを引き立てます

A なすと生麩のみそ炒め

材料(4人分)

なす……5本
生麩(粟麩など)……2本
オリーブ油……大さじ2
しょうがのしぼり汁……1かけ分
A| みそ、酒、みりん……各大さじ2
青じそ(ちぎる)……5枚
七味唐辛子

作り方

1. なすは1cm厚さの輪切りにし、塩水につけてアク抜きをする。生麩は直前まで冷蔵庫で冷やして、1cm厚さに切る。Aを混ぜておく。
2. フライパンにオリーブ油大さじ⅓を熱し、生麩を入れて中火で両面をこんがり焼いていったん取り出す。
3. フライパンに残りのオリーブ油を熱し、なすの水気をきって加え、強火で炒める。なすにほどよい焼き色がついたら2の生麩を戻し入れ、Aを加えて炒め合わせ、しょうがのしぼり汁を加え混ぜる。器に盛り、七味唐辛子をふり、青じそをのせる。

ホクホクしたかぼちゃと
トロッとした豆が好相性

B かぼちゃと豆の煮もの

材料(4〜6人分)

かぼちゃ……¼個
白いんげん豆(蒸煮)…小1缶(約120g)
酒……大さじ4
みりん……大さじ2
砂糖……大さじ1
薄口しょうゆ……小さじ1
塩……小さじ⅔くらい

作り方

1. かぼちゃは種とわたを除き、皮を所々むいて大きめの乱切りにする。
2. 鍋にかぼちゃといんげん豆を入れ、酒、みりん、ひたひたの水(分量外)を加え、ふたをして強めの中火で約15分、かぼちゃと豆が柔らかくなるまで煮る。砂糖、しょうゆ、塩を加え、ふたをとって汁気が少なくなるまで煮る。

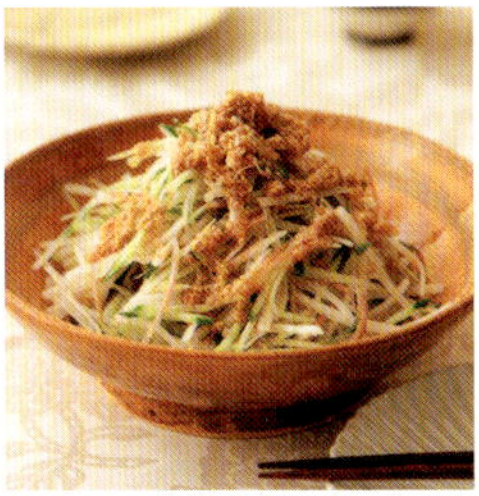

C

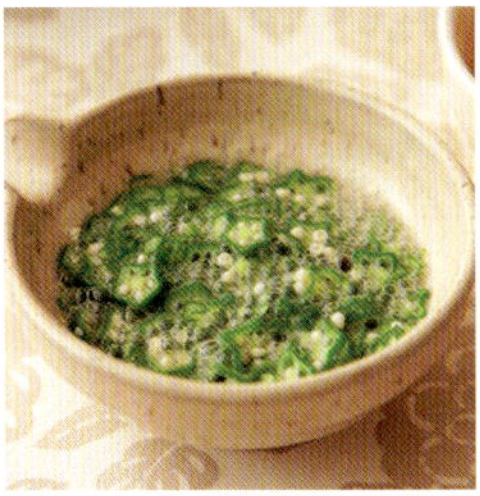

D

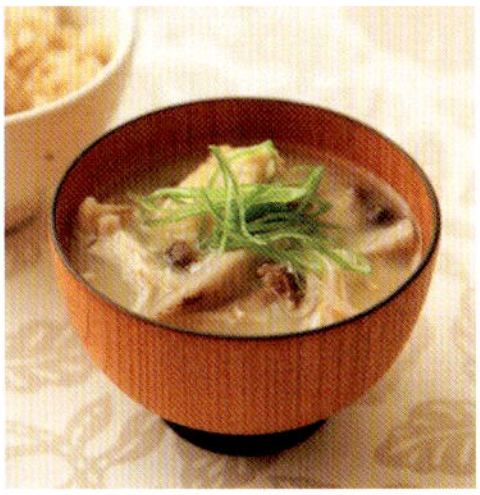

E

ごまも野菜も自然にいっぱい食べられます

C ごま酢サラダ

材料（4人分）

きゅうり……2本

大根……5cm

みょうが……3個

A｜すりごま（白）…50g
　｜薄口しょうゆ、酢…各大さじ4
　｜砂糖…大さじ2

作り方

1. きゅうり、大根は5cm長さのせん切り、みょうがもせん切りにして合わせる。
2. 器に1の野菜を盛り、食べる直前にAを混ぜたごま酢であえる。

そのまま食べても、ご飯にかけてもおいしい

D とろとろオクラ

材料（4〜5人分）

オクラ……20本

だし……1カップ

塩……小さじ⅔

作り方

1. オクラは塩少々でこすり洗いし、熱湯で2〜3分ゆでて冷ます。小口切りにし、だしと塩を加えて箸で泡立つまでよく混ぜる。

新鮮な味わいの手軽なおから料理

E きのこのおから汁

材料（4人分）

おから……100g

ごぼう……1本

しめじ……½パック

えのきだけ……½袋

油揚げ……1枚

だし……1ℓ

A｜みりん…大さじ1
　｜酒…大さじ2
　｜薄口しょうゆ…大さじ½

塩……少々

長ねぎの青い部分（せん切り）

作り方

1. ごぼうは皮をこそげ、一口大の乱切りにし、水にさらしてアクを抜く。しめじは石づきを落とし、小房にほぐす。えのきだけは根元を切り、半分に切ってほぐす。油揚げは油抜きしてから、一口大に切る。
2. 鍋にごぼうとだしを入れて火にかけ、煮立ったら中火で10分ほど煮る。ごぼうが煮えたら、しめじとえのきだけ、油揚げを加え、2〜3分煮てAを加える。最後におからを加えて混ぜ、一煮立ちしたら火を止める。器に盛り、ねぎを散らす。

おなかをきれいにするおかず

ふだんの生活に戻ると、肉や油脂などの素材は外食などの食事から
自然に摂るようになってしまいます。
家で食べるときは、できれば油脂を控え、
抗がん効果が期待できる食材を使った料理がおすすめです。

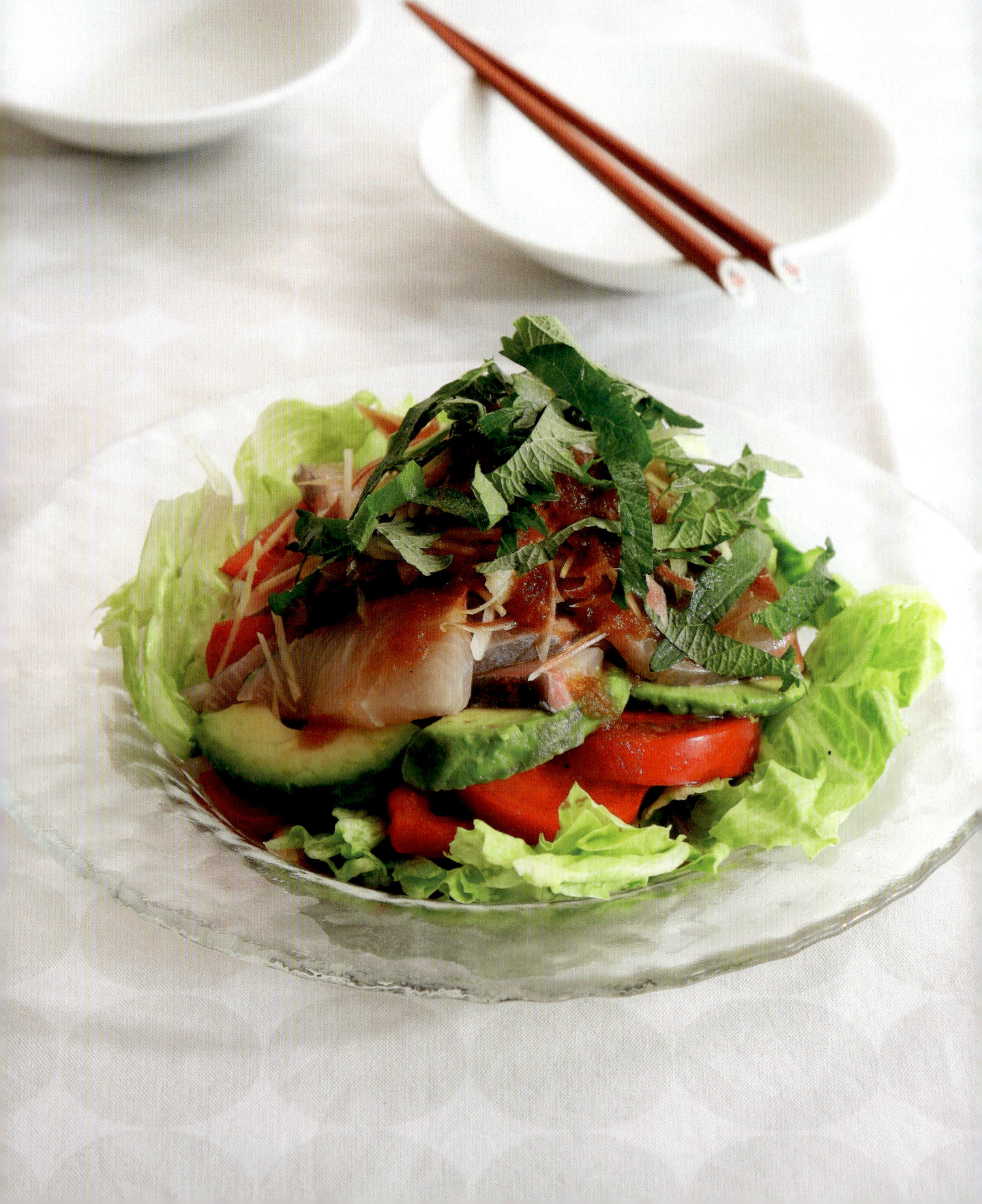

刺身と生野菜。どちらも体を冷やすので、
温める効果のある薬味野菜を
一緒にたっぷり食べましょう

野菜たっぷり刺身サラダ

材料（4人分）

カンパチ（刺身用さく）…… 300g
塩、こしょう …… 各少々
アボカド …… 1個
レタス …… $\frac{1}{2}$個
トマト …… 2個
しょうが …… 1かけ
みょうが …… 3個
青じそ …… 1束
たれ
玉ねぎ（すりおろし）… $\frac{1}{4}$個分
しょうゆ、酢 … 各大さじ2
砂糖、サラダ油 … 各大さじ$\frac{2}{3}$

作り方

1. カンパチは薄切りにして、塩、こしょうをふっておく。刺身は旬のものを好みで選び、2〜3種取り合わせてもよい。
2. アボカドは種と皮を取り除いて1cm厚さに切り、レモン汁または酢をふっておく。トマトはくし形切りに、レタスは一口大にちぎる。
3. みょうがとしょうがはせん切りに、青じそは太めのせん切りにする。
4. たれの材料を混ぜて合わせておく。
5. 器に**2**の野菜と刺身を彩りよく盛り、**3**の薬味野菜を散らしてたれをかける。

ブロッコリーとにんにくは抗がん効果が高く
免疫力をアップさせる力もあります

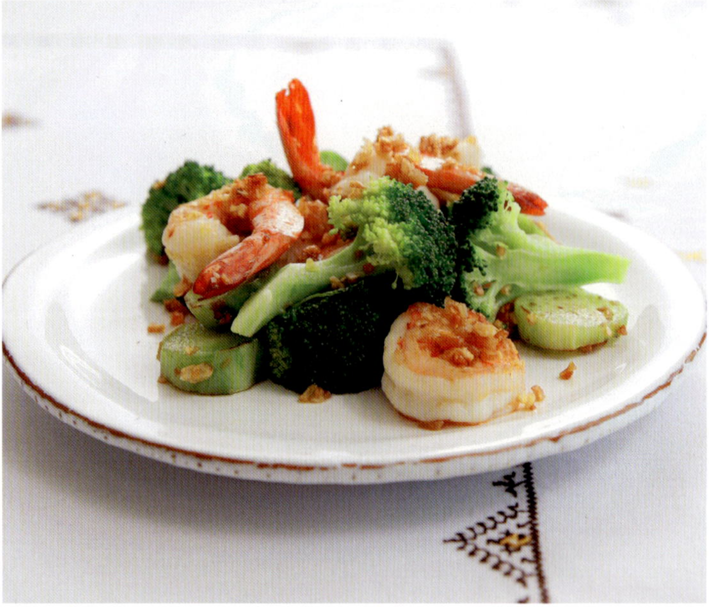

96

えびとブロッコリーのガーリックソテー

材料（4人分）

えび（殻つき）…… 16尾
ブロッコリー …… 大1株
オリーブ油 …… 大さじ2½
にんにく（みじん切り）…… 6かけ
赤唐辛子（種を抜いて小口切り）
　…… 1本
ナンプラー …… 小さじ2
塩、こしょう …… 各少々

作り方

1. えびは尾を残して殻をむき、背に切り込みを入れ、背わたを取って塩、こしょうする。ブロッコリーは小房に分け、茎は皮をむいて、1cm幅の輪切りにする。
2. フライパンにブロッコリーを入れ、水½カップ（分量外）と塩少々を加えて火にかける。煮立ったらふたをし、強火で1分蒸し煮して、ざるに上げる。
3. フライパンにオリーブ油、にんにく、赤唐辛子を入れて弱火にかけ、焦がさないように炒める。にんにくのよい香りがしてきたら、えびを加えて赤くなるまで強火で炒め、ブロッコリーを加える。手早く混ぜながら炒め、塩、こしょう、ナンプラーで味を調える。

整腸作用と免疫力をアップする納豆に
抗がん効果が高いスプラウトの最強コンビで

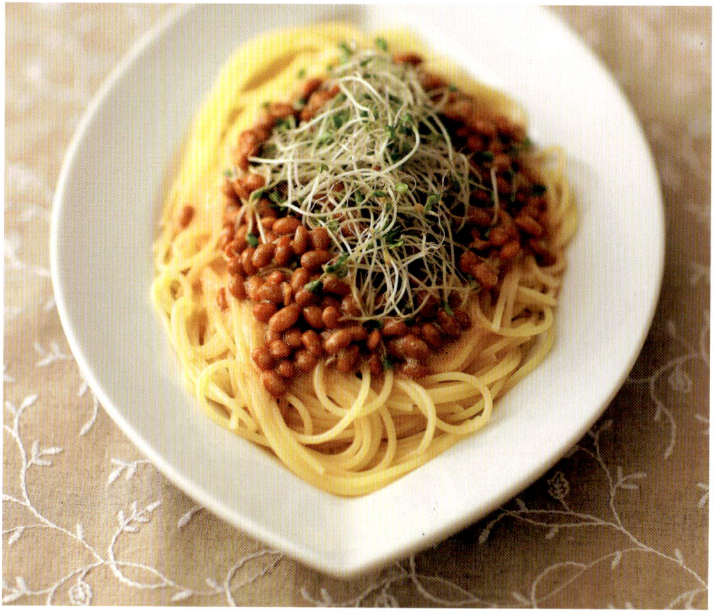

納豆とスプラウトのパスタ

材料（4人分）
スパゲッティ …… 300〜320g
納豆 …… 小4パック
卵 …… 4個
しょうゆ …… 大さじ2
スプラウト …… 1カップ
塩 …… 適量

作り方
1．ボールに納豆を入れて箸でねばりが出るまでかき混ぜる。卵を入れ、しょうゆ、塩少々を加えてさらに泡立つまでよく混ぜる。
2．大きめの鍋にたっぷりの湯を沸かして塩適量を加え、スパゲッティを入れて少し芯が残る状態（アルデンテ）にゆで上げる。よく湯をきって皿に盛り、1の納豆をもう一度泡立ててかけ、上にスプラウトをのせる。

頭も骨も食べられるほど柔らかく煮て
魚の栄養をまるごといただきましょう。
小あじの季節には、ぜひお試しください

ごまあじ

材料（4人分）

小あじ …… 12尾
ごぼう …… 1本
A｜酒 … 大さじ5
　｜しょうゆ、みりん … 各大さじ4
すり金ごま（白ごまでも）…… 適量
あれば木の芽 …… 適量

作り方

1. 小あじはぜいごと内臓を取り除いてきれいに洗う。ごぼうは皮をこそげて5cm長さに切り、太いところは縦半分に切って水にさらしてアクを抜く。
2. 圧力鍋にあじとごぼうを重ならないように入れ、**A**の調味料と水½カップ（分量外）を加える。ふたをして火にかけ、煮立ったら弱火で3分加熱して火を止め、そのまま冷ます。ごぼうを取り出して煮汁を煮詰め、あじにからめる。
3. バットなどにすりごまを広げ、**2**のあじが熱いうちに入れて全体にごまをまぶして取り出す。器にごぼうと盛り、木の芽を添える。

小あじのほか、いわしやさんま、わかさぎなどで作ってもおいしい。圧力鍋がなければ、普通の鍋で1時間30分ほどかけてあじの骨が柔らかくなるまで、ゆっくり煮てください。この場合、材料がかぶるくらいの水を加え、ふたをして煮始めます。

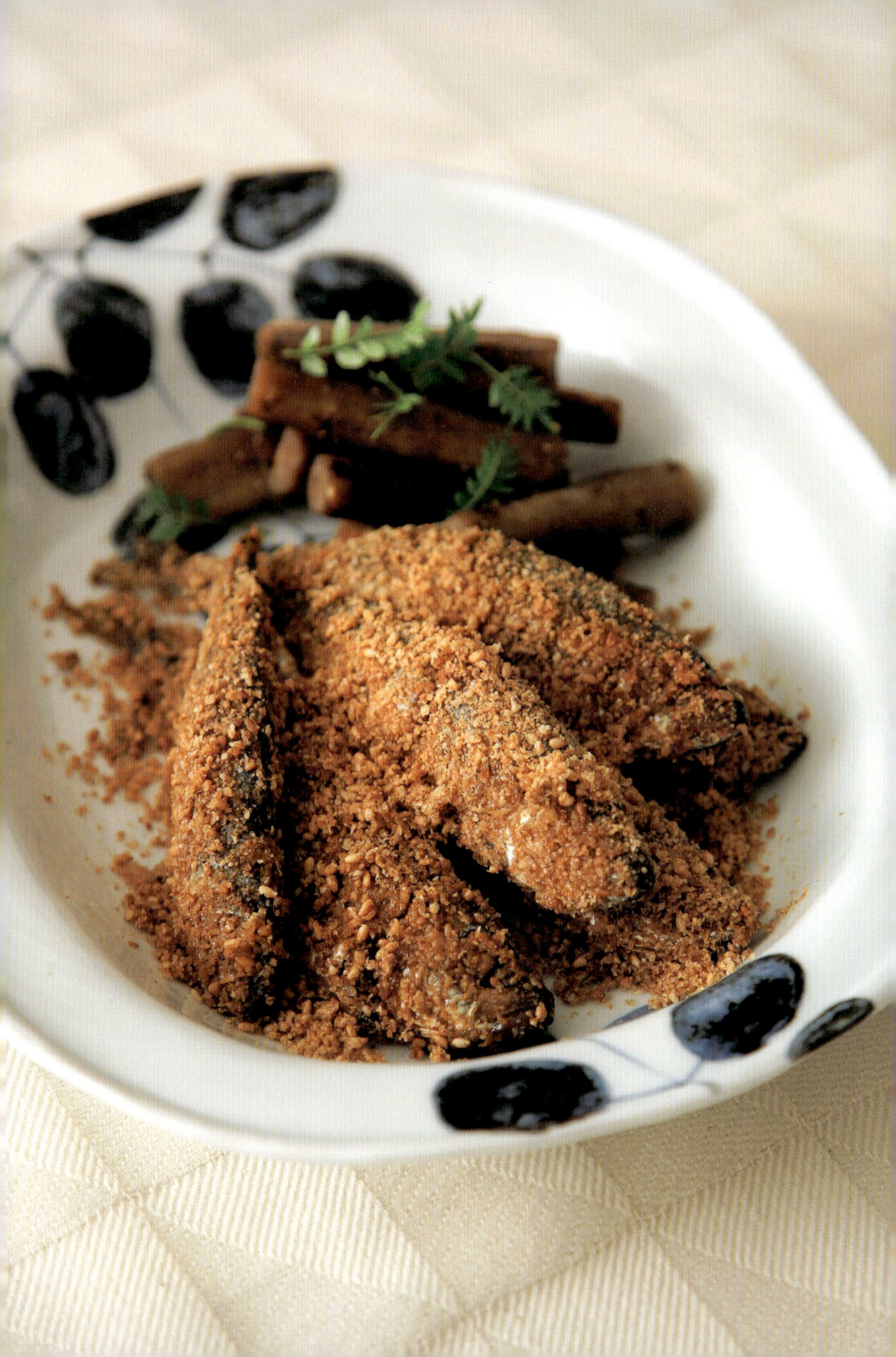

栄養がギュッとつまった高野豆腐。
コレステロールの抑制効果も高いそうです

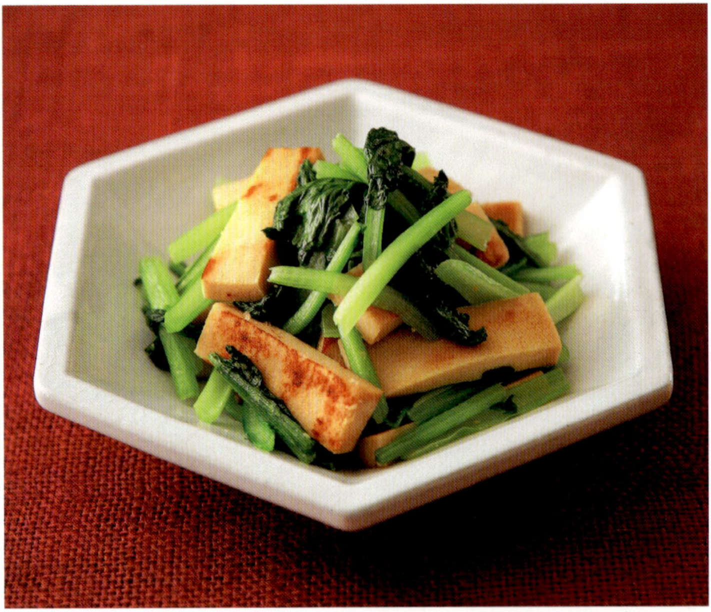

高野豆腐と小松菜の塩炒め

材料(4人分)

高野豆腐 …… 6枚(約120g)

A | しょうゆ、みりん… 各大さじ3
にんにく(すりおろし) …… 小½かけ分

小松菜 …… 1把

サラダ油 …… 大さじ1½

酒 …… 大さじ1

塩、こしょう …… 各少々

ごま油 …… 小さじ⅓

作り方

1. 高野豆腐は表示どおりに戻し、厚みを半分にして3cm幅に切る。水気をよく絞り、混ぜ合わせた**A**に入れて下味をつけておく。
2. 小松菜は根元を切って、ざく切りにする。
3. フライパンに油大さじ½を熱し、中火で**1**の両面をこんがりと焼いて取り出す。同じフライパンに残りの油を熱し、小松菜を入れて強火で炒める。少ししんなりしてきたら高野豆腐を戻して混ぜ、酒と塩、こしょうを加えて炒め合わせる。ごま油を振って仕上げる。

術後あまり時間が経っていないときは、小松菜を炒めるときに水を大さじ3ほど加え、柔らかめに仕上げてください。

冬の夜にぴったりな和風シチュー。
酒粕のおかげで指先まで温まります

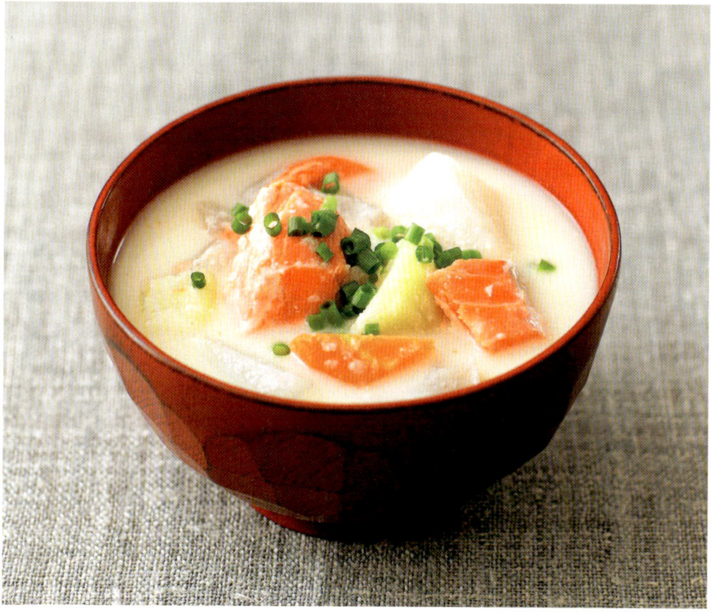

鮭と根菜の粕汁

材料（4人分）

塩鮭（切り身）…… 4切れ
大根 …… 10cm
にんじん …… ½本
こんにゃく* …… ½枚
じゃがいも …… 2個
だし …… 1 ℓ
酒粕（吟醸）…… 150〜200g
みそ …… 大さじ2
牛乳または豆乳 …… 150 mℓ
塩 …… 少々
万能ねぎ（小口切り）…… 適量

＊術後あまり時間がたっていないときは、消化がよい生芋こんにゃくをできれば使用。

作り方

1. 塩鮭は3つに切る。大根とにんじんは皮をむき、一口大の乱切りに、じゃがいもは皮をむき、大きめの乱切りにして水にさらして水気をきる。こんにゃくは手で小さくちぎり、下ゆでしておく。
2. 鍋にだしと**1**の材料をすべて入れて火にかけ、煮立ったらアクを取って弱火で約15分煮る。
3. 酒粕をボールに入れてゴムベラでよく練る。玉じゃくし2杯分ほどの煮汁を少しずつ加えてだまがないように溶きのばし、**2**の鍋に加えて混ぜる。みそも加え、さらに5分ほど煮る。牛乳を加えて塩で味を調え、ひと煮立ちしたら火を止める。器に盛り、万能ねぎを散らす。

プロバンス風
ごちそうテーブル

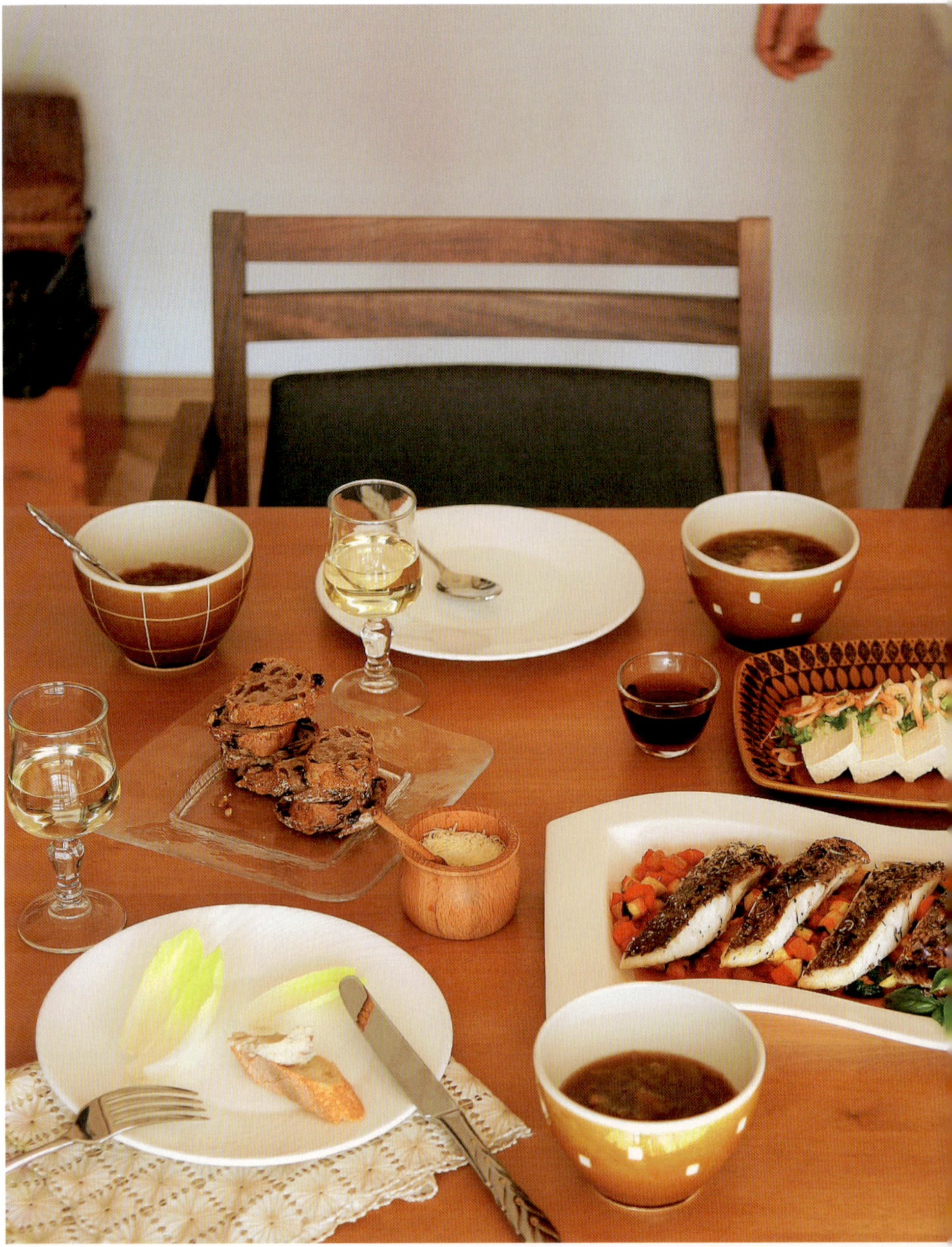

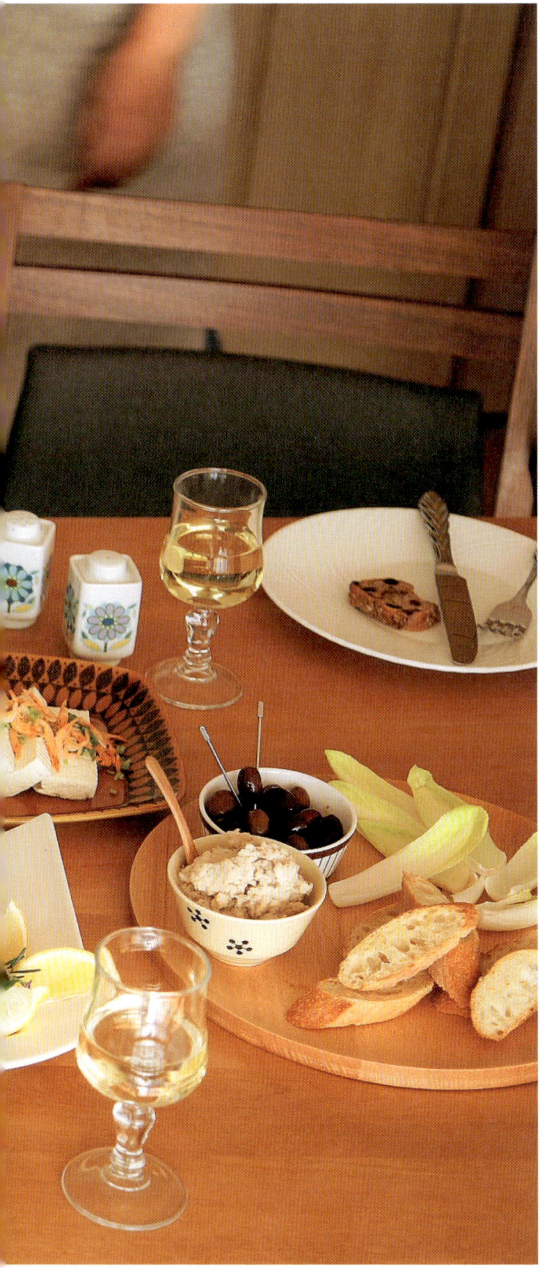

menu

アンチョビーポテトの
ディップ
オニオンスープ
鯛のハーブグリル・
ラタトゥイユ添え
豆腐と桜えびのサラダ

手間がかかるうえ、濃厚でヘビーな印象のフレンチも、調理にひと工夫することで、より簡単に、よりヘルシーに仕上げることが可能です。

オニオンスープは、たっぷりのバターで玉ねぎを炒めるのが一般的ですが、蒸し炒めすることで油を最小限に抑えられます。ハーブをふった切り身魚を魚焼きグリルで焼けば、ノンオイルでもフレンチらしい味わいに変身します。野菜をたっぷり添えたこのメニューなら、おなかに優しくて胃もたれの心配もありません。

週末には、こんなごちそうとワインを用意して、ゆったりと晩ご飯を楽しみませんか。

プロバンス風 ごちそうテーブル

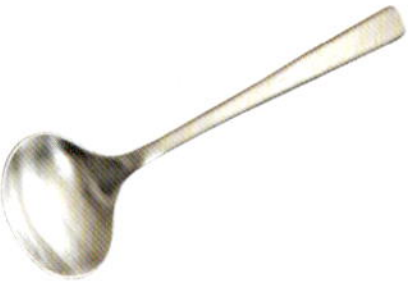

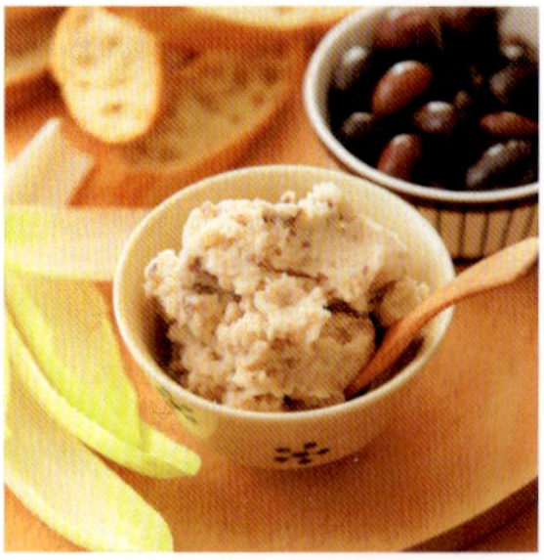

A

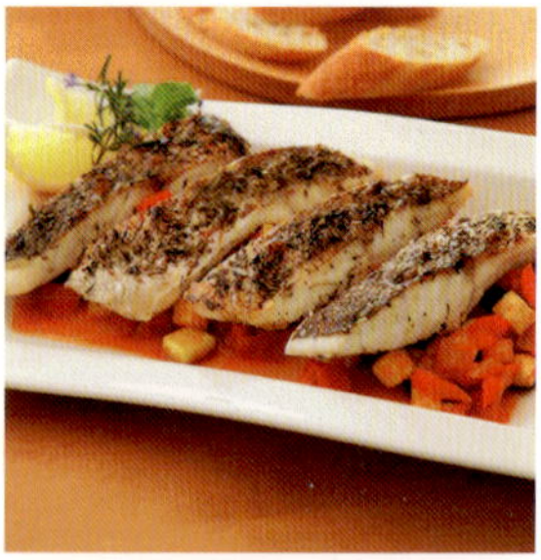

C

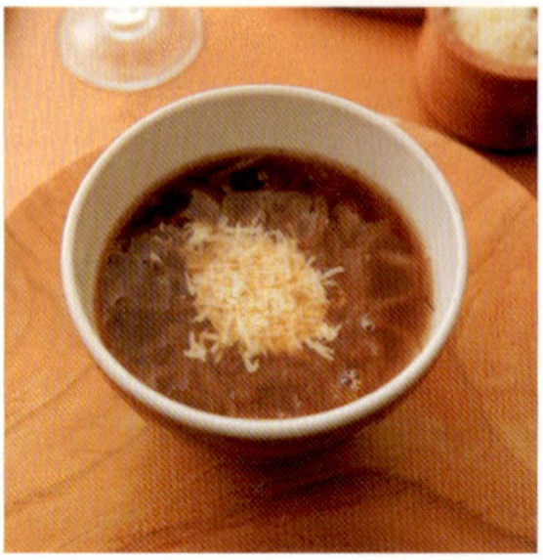

B

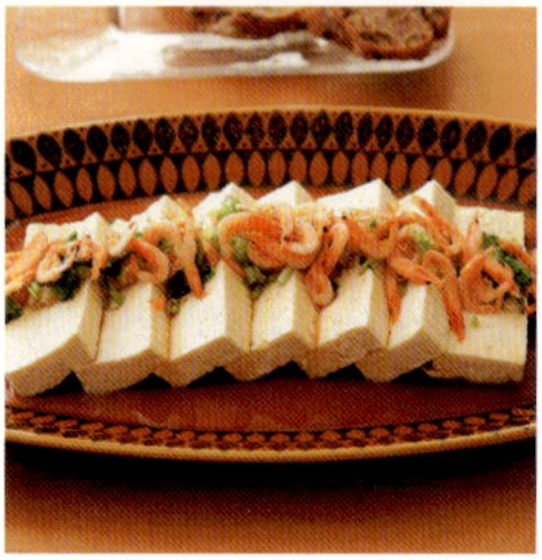

D

生野菜やフランスパンにつける
万能ディップ

A アンチョビーポテトのディップ

材料（4〜5人分）

じゃがいも …… 大1個
アンチョビーフィレ …… 5枚
オリーブ油 …… 大さじ½
生クリームまたは牛乳 …… 大さじ2〜3
塩、こしょう …… 各少々

作り方

1. じゃがいもは皮つきのまま4つに切り、柔らかくゆでて皮をむく。
2. 1を熱いうちにボールに入れ、水でサッと洗ったアンチョビーを加えて、フォークでつぶす。オリーブ油、生クリームを順に加えてトロリと仕上げる。

玉ねぎの甘みが際立つ
定番スープが簡単・ヘルシーに

B オニオンスープ

材料（4人分）

玉ねぎ …… 大2個
オリーブ油 …… 小さじ2
スープストック（P.23参照）…… 4カップ*
ローリエ …… 1枚
グリエールチーズ（すりおろし）…… 適量

*水4カップに固形チキンスープの素1個で代用してもよい。

作り方

1. 玉ねぎは薄切りにする。厚手の鍋に油を熱し、玉ねぎを強火で炒める。ふたをして2分蒸らし、ふたをはずしてさらにあめ色になるまで炒める。
2. スープストックとローリエを加え、

煮立ったらアクを取り、弱めの中火で約20分煮て、味をみて塩で調味する。熱々を器に注ぎ、グリエールチーズを入れて食べる。

魚の塩焼きも、ハーブをふるだけでごちそうに。
白身魚のほかに、鯖やいわしなどの青魚でも

C 鯛のハーブグリル・ラタトゥイユ添え

材料（4人分）

真鯛（切り身）…… 4切れ
エルブ・ド・プロバンス* …… 適量
塩、こしょう各少々
ラタトゥイユ
- パプリカ（赤）… 2個
- ズッキーニ … 1本
- 玉ねぎ … ½個
- にんにく（薄切り）… 2かけ
- オリーブ油 … 小さじ2
- トマト水煮 … ½缶（200g）
- ローリエ … 1枚
- 塩、こしょう各少々

レモン、バジル、ローズマリーなど…各適量

＊タイム、バジル、ローズマリー、ローリエなどのミックスハーブ。ハーブはオレガノやバジルなど、好みのドライハーブでもよい。

作り方

1. パプリカは種を除き、ズッキーニと玉ねぎとともに1cm角に切る。
2. 鍋にオリーブ油とにんにくを入れて、弱火で炒める。にんにくの香りが立ったら、玉ねぎを加えて炒める。しんなりしたらパプリカを加えて中火で2〜3分炒める。ズッキーニとトマト、ローリエ、水1/2カップを加え、ふたをして弱火で約15分煮る。塩、こしょうで味を調える。
3. 鯛に塩、こしょう、エルブ・ド・プロバンスをふり、魚焼きグリルで両面をこんがりと焼く。器に**2**のラタトゥイユを盛り、上に鯛をのせてレモンとあればハーブを添える。

洋風メニューの中にあると
ホッする味わい

D 豆腐と桜えびのサラダ

材料（4人分）

木綿豆腐 …… 1丁
桜えび …… 大さじ3
三つ葉（みじん切り）…… 10本
しょうが（すりおろし）…… 1かけ分
ポン酢
- しょうゆ … 小さじ4
- ゆず果汁（または酢）… 小さじ3
- みりん …… 小さじ1

作り方

1. 豆腐はキッチンペーパーに包んで水気をきり、8等分に切る。
2. 皿に豆腐を並べ、しょうがと三つ葉、桜えびを順にのせて、ポン酢をかける。

オクラもたたいて
全部混ぜても美味

ぬるぬる・ねばねば素材で

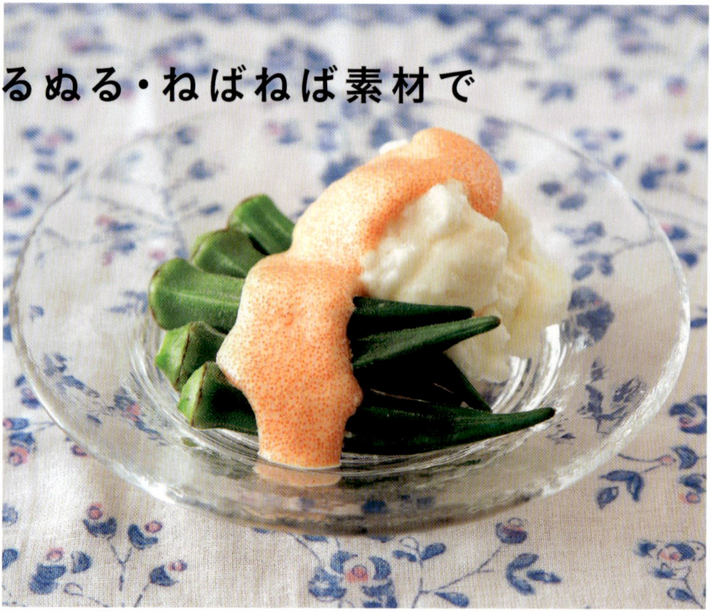

たたき山いもとオクラの明太マヨネーズ

材料（4人分）

大和いもまたは長いも … 300g
オクラ …… 20本
明太子 …… 大1腹
マヨネーズ …… 大さじ3

作り方

1. 山いもは皮をむいてビニール袋に入れ、上からめん棒などでトントンたたいてつぶす。オクラは表面を塩で軽くこすり、熱湯に入れて歯ごたえが残る程度にゆで、冷ます（術後時間があまりたっていないときは、消化を考えて柔らかくゆでる）。
2. 明太子の皮に切り込みを入れて中身をスプーンなどでしごき出し、マヨネーズと混ぜる。
3. 山いもとオクラを器に盛り、**2**をかける。

不思議な感じですが、
里いもとカレーはよく合います

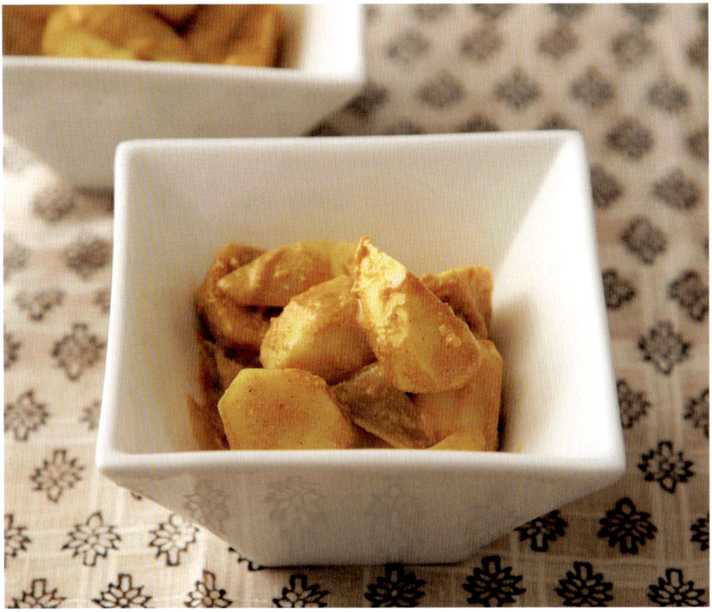

里いものサブジ風

材料（4人分）

里いも …… 400g
玉ねぎ …… ½個
サラダ油 …… 小さじ2
A ｜ヨーグルト … ¾カップ
　｜カレー粉 … 小さじ2
はちみつ（砂糖でも）…… 小さじ1
塩、こしょう、ガラムマサラ
　…… 各少々
あればフェンネル（粉末）
　…… 少々

作り方

1. 里いもは皮をむき、小さめの一口大に切る。玉ねぎはくし形切りにする。Aのヨーグルトとカレー粉を混ぜておく。
2. 鍋に油を熱して玉ねぎをしんなりするまで炒め、里いもを加えて少し透き通ってくるまで炒める。ここでフェンネルをふって炒めると、香りがいい。Aと水¾カップ（分量外）、はちみつ、塩、こしょうを加え、ふたをして弱火で約15分蒸し煮する。ガラムマサラをふって、仕上げる。

もずくを包丁でたたくと、
口あたりと消化がよくなります

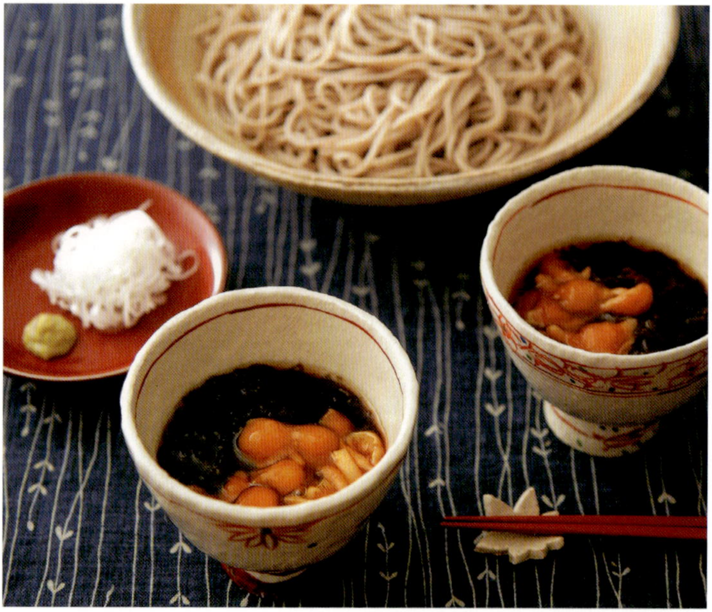

もずくなめこそば

材料（4人分）

そば（乾）…… 400g
もずく（塩蔵）…… 200g
なめこ …… 200g
そばつゆ
　しょうゆ、みりん … 各120㎖
　だし … 360㎖
長ねぎ（薄切り）、おろしわさび
　…… 各適量

作り方

1. もずくは水で洗い、5分ほどたっぷりの水につけてから、もみ洗いして塩抜きする。食べやすい長さに切り、包丁の背でトントンたたいて柔らかくする。なめこはサッと湯通しする。

2. 鍋にしょうゆとみりんを入れて火にかけ、煮立ったらだしを加え、再び煮立ったら火を止めてそばつゆを作る。

3. たっぷりの熱湯でそばをゆでて湯をきり、器に盛る。そばちょこにもずくとなめこを入れて、熱い**2**のつゆを注ぎ、刻みねぎとわさびを添える。

免疫力アップに役立つカロテン
モロヘイヤは野菜のなかでもトップクラス

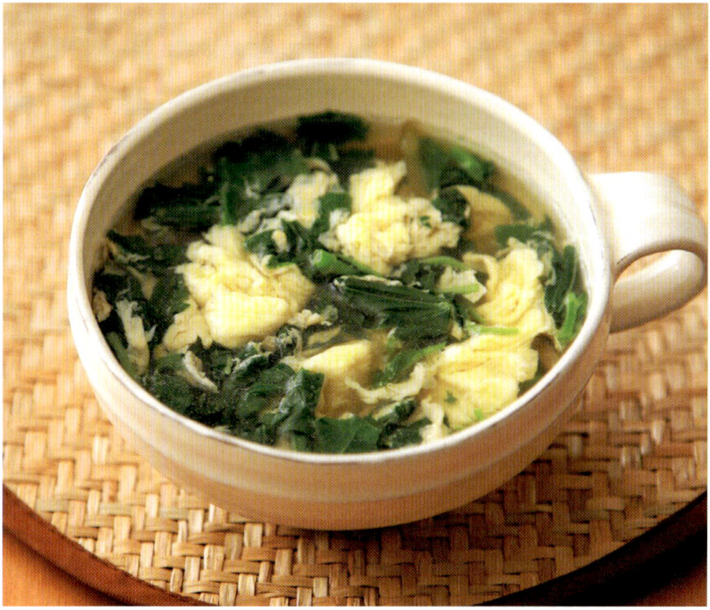

モロヘイヤと卵の中華スープ

材料（4人分）
モロヘイヤ …… 200g
味つきザーサイ …… 60g
酒 …… 大さじ1½
卵 …… 2個
塩、こしょう …… 各少々

作り方

1. モロヘイヤは堅い茎を切り落とす。塩を加えた熱湯に入れ、サッとゆでて冷水にとって冷まし、水気を絞って細かく刻む。ザーサイはせん切りにする。
2. 鍋にザーサイと水4カップ（分量外）を入れて火にかけ、煮立ったら中火で約5分煮る。モロヘイヤを加えて2〜3分煮て、塩、こしょうで味を調える。溶き卵を回し入れ、卵がフワフワと半熟状になったら火を止める。仕上げにごま油少々をふってもおいしい。

大腸がん・大腸ポリープQ&A

大腸がん予防のために

国立がんセンター大腸外科医長／赤須孝之

Q1 リスクを高める食べものは？

A1. 高たんぱく質・高動物性脂肪食・肉食・低繊維食といった食生活の欧米化が進み、これが日本人の大腸がんを急増させている一因と考えられています。

たとえば、摂取した動物性脂肪を分解、吸収するためには肝臓でつくられる胆汁が必要です。脂肪を多くとると、それに見合うだけの量の一次胆汁酸がつくられ、これが腸に排出されると腸内細菌(悪玉菌)の働きで代謝されて二次胆汁酸となります。一次胆汁酸は無害ですが、二次胆汁酸には発がんを促進する作用があります。動物性脂肪を多量に摂取すると、大腸の粘膜が常に発がん促進物質にさらされるため、がんになる確率が高くなるというわけです。これらの食べもののとりすぎに注意し、食生活を見直してみましょう。

Q2 腸内環境をよくするとは？

A2. 人の腸内に100兆個もすむといわれる腸内細菌には、健康な腸内環境をつくりだす善玉菌と発がん性物質をつくる悪玉菌があります。細菌の組み合わせは人それぞれで異なり、食べものによって変化するともいわれています。

代表的な善玉菌はビフィズス菌ですが、これらの菌は食物繊維や発酵食品をえさにし、整腸作用や免疫機能を高める働きがあります。一方、悪玉菌の好物は脂肪の多い食品。善玉菌を増やす食品を多く摂取して腸内環境を整えることは、大腸がん予防につながります。

Q3 サプリメントはがん予防に効果があるの？

A3. がんに関する健康情報がちまたにあふれている現在、患者さんの健康食品やサプリメントへの関心が高いのも事実です。ただし、特定の栄養素だけを取り出したサプリメントを摂取するという方法で、がんのリスクが下がったというデータは今のところありません。サプリメントは人工的につくられた、いわば工業製品。お金をかけてまで、科学的根拠のないものにふりまわされないことです。

自然の素材をふだんの食生活でバランスよく食べることが大切です。

Q4 酒やたばことのつきあい方は？

A4. お酒を1日2合以上飲む男性では、大腸がんのリスクが高いという報告があります。飲酒中はバランスよくつまみを食べ、お酒はほどほどにしてください。

大腸がんに限らず、タバコはがんの危険因子です。喫煙者ががんになるリスクは非喫煙者に比べて男性では1.7倍、女性では1.5倍と高くなっています。過度の飲酒と喫煙が重なると、さらにがんのリスクは高くなります。タバコはやめるにこしたことはありませんが、どうしても禁煙できない人は、せめて飲酒中は控えましょう。

Q5 大腸がん予防のため、日頃の食生活で気をつけたいことは？

A5. 毎日の食事で、偏らずにさまざまな種類のものを食べること。食品中の発がん物質の濃度は低いものですが、好きだからといって同じものを食べ続ければ、「毒」に当たる確率は高くなります。同じ栄養素でも単一の食品からとるのではなく、できるだけ多くの食品から摂取するように心がけましょう。

手術後の定期的な検診で、患者さんの状態はわれわれがチェックしています。病気の心配は医者にまかせてください。過度に食生活に神経質になりすぎると、かえってそれがストレスの原因になりかねません。要はリラックスして「おいしく楽しく食事をすること」これがいちばんです。

おなかをきたえる

食物繊維のとり方が少ないと腸の運動能力が弱まり、消化吸収排泄がうまく行われなくなります。食物繊維で腸管を刺激して、腸の力をきたえることが大切です。日本では、1人当たり1日に野菜と果物を合計400g以上、食物繊維を20〜25gとることが目標とされており、これは大腸がんに限らず、ほかの生活習慣病などの予防のためにも、ぜひ食生活に取り入れたいこと。でも毎日のこととなると、なかなか難しい数字なのです。

あれこれと試行錯誤するうちに、私は1日単位ではなく「1週間でこのくらい食べよう」と、考えるようになりました。1週間分の目安を1度作ってしまえば、次からは材料に合わせてメニューを考えるだけなので、とても合理的。この方法を始めて、かれこれ5年になります。

右の写真は、1週間に2人で食べたい「野菜と果物・海藻」の目安です。この分量から、野菜と果物の合計が1人1日400 g 以上、食物繊維は1日平均15gがとれます。また、この材料を利用して右ページの料理を作った場合、いんげん豆やおから、ごまなどのほかの素材もプラスされることになります。

このほかに通常食べるもの、たとえば毎日白いご飯1杯と食パン1枚、そばとスパゲッティを週に1回、納豆を週に小3パックなどをプラスすると、1日平均20gの食物繊維が摂取でき、目標値に到達します。なお、繊維の多い玄米やブランシリアルなどを毎日食べれば、目安の分量はグッと減らすことができます。

食物繊維のとり方が目標値より少なくても、毎日「快便」できていれば問題ありません。高齢の方や手術後あまり時間がたっていない方は、食物繊維を急に多くとると消化に負担がかかったり便秘をすることもあります。よく噛んだり消化のよい調理を工夫しながら、無理のない食べ方と適量を見つけ、腸の運動能力を高めていきましょう。

1週間にとりたい野菜と果物・海藻の目安量

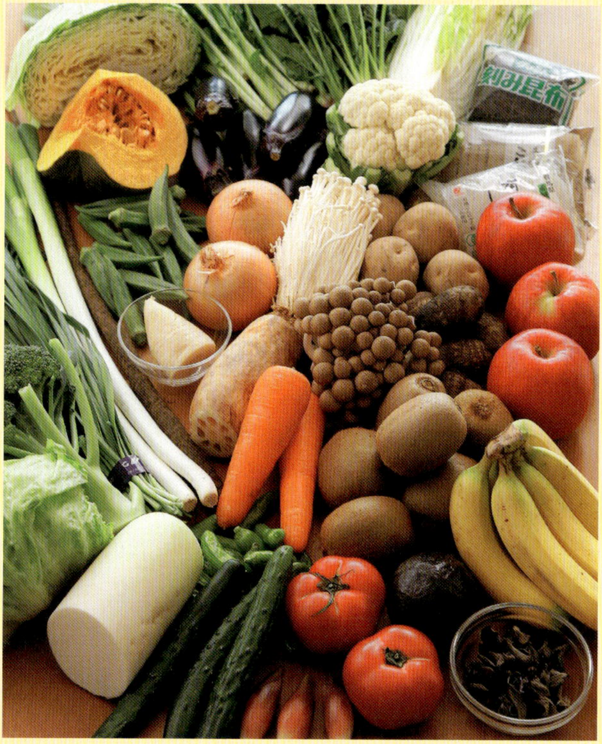

写真は2人分の材料です。

野菜
ごぼう……小1本
れんこん……1節
にんじん……2本
大根小……½本
長ねぎ……2本
玉ねぎ……2個
かぼちゃ……¼個
オクラ……2パック
ししとう……1パック
ブロッコリー…1個
カリフラワー…小1個
ほうれん草……1把
小松菜……1把
ニラ……1把
なす……1袋
キャベツ……¼個
白菜……⅛個
きゅうり……3本
レタス……½個
トマト……2個
たけのこの水煮…1個
みょうが……1パック

フルーツ
キウイ……6個
アボカド……1個
りんご……1個
バナナ……6本

いも・きのこ類
里いも……½袋
じゃがいも……4個
こんにゃく……小1枚
しらたき……小1個
きくらげ……10g
しめじ……1パック
えのきだけ…1パック

海藻
切り昆布……1袋

右の材料を使用した料理

●ある日の朝ご飯メニュー／キャベツとにんじんのサラダ(P.88)・野菜の甘酢漬け(P.86)・豆腐とほうれん草のみそ汁(P.85)
●野菜が主役のベジタテーブル(P.92～93)／なすと生麩のみそ炒め・かぼちゃと豆の煮もの・ごま酢サラダ・とろとろオクラ・きのこのおから汁
●野菜たっぷり刺身サラダ(P.94)
●えびとブロッコリーのガーリックソテー(P.96)
●ごまあじ(P.98)
●高野豆腐と小松菜の塩炒め(P.100)
●鮭と根菜の粕汁(P.101)
プロバンス風ごちそうテーブル(P.104～105)／オニオンスープ
●たたき山いもとオクラの明太マヨネーズ(P.106)
●里いものサブジ風(P.107)
●いろいろきんぴら(P.114)
●切り昆布とししとうの煮もの(P.119)
●キムチチゲ(P.122)

アレンジできるストック常備菜

いろいろきんぴら

材料（できあがり約400g）
ごぼう …… 1本
にんじん …… 1/2本
しらたき* …… 1袋
えのきだけ …… 1袋
サラダ油 …… 大さじ1
砂糖 …… 小さじ1
酒 …… 大さじ3
しょうゆ、みりん … 各大さじ2
塩 …… 少々

*術後あまり時間がたっていないときは、消化がよい生芋こんにゃくをできれば使用。

作り方

1. ごぼうは皮をこそげ、斜め薄切りにしてから細いせん切りにし、水にさらす。にんじんは皮をむき、3～4cm長さのせん切りにする。しらたきは下ゆでして水気をきり、3～4cm長さに切る。えのきだけは半分に切ってほぐす。

2. 鍋を熱し、しらたきを加えて中火でからいりする。水分が飛んだら油を加え、ごぼうの水気を軽くきって炒める。ごぼうがしんなりしたら、にんじん、えのきだけの順に加えて炒める。

3. 水気がほとんどなくなったら砂糖をふって炒め、残りの調味料を加えて炒め合わせ、塩で味を調える。好みで七味唐辛子をふる。

> 術後あまり時間がたっていないときは、水1/2カップを加え、ふたをして4～5分蒸し煮して柔らかく仕上げましょう。

ごぼうを斜め切りにしてから細く切ると消化がよくなり、歯ざわりもシャキッとします

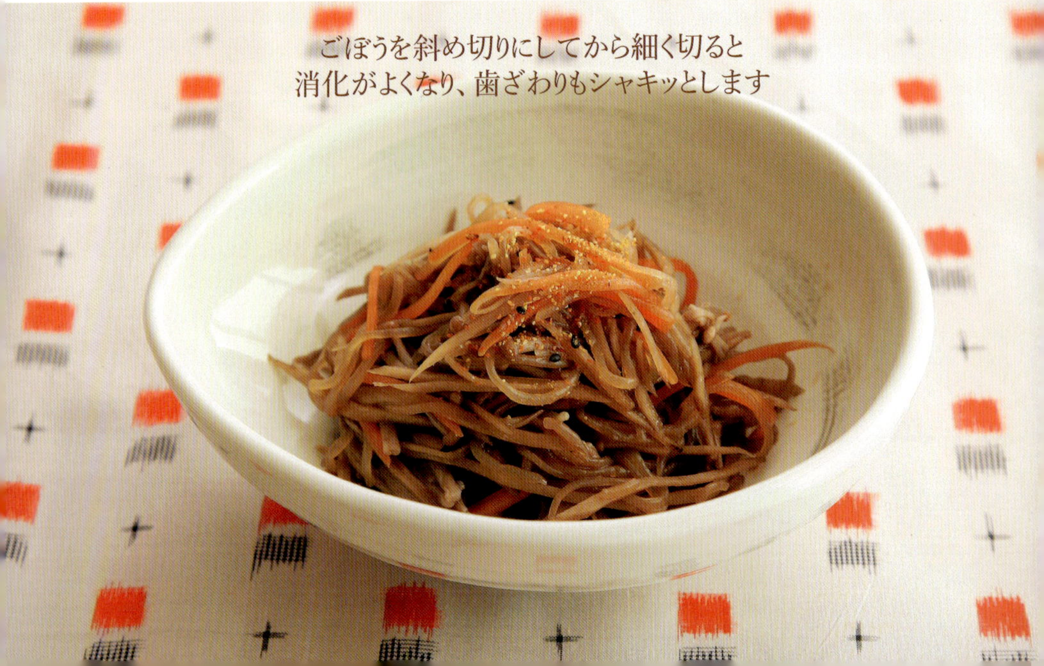

arrange

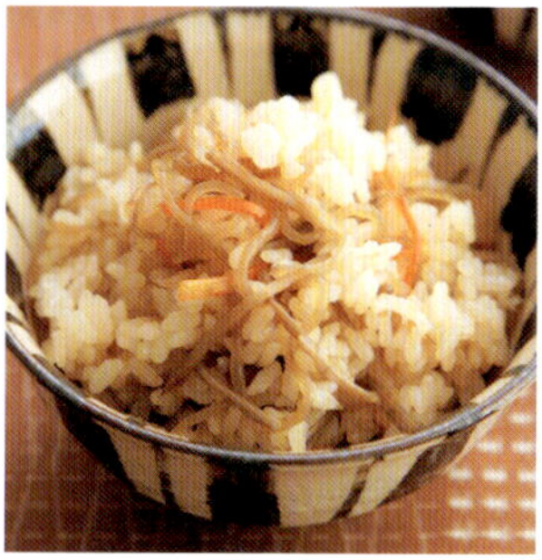

きんぴらを炊きたてご飯に
混ぜるだけ、本当に簡単

きんぴら混ぜご飯

材料（3〜4人分）

いろいろきんぴら …… 120〜150g
米 …… 2カップ
酒、薄口しょうゆ …… 各大さじ1

作り方

1. 米をとぎ、普通に水加減して、そこから大さじ2の水を取り、30分ほどおき、酒としょうゆを加えて炊く。
2. 炊き上がったらすぐにきんぴらを加えて、10分ほど蒸らす。全体をさっくり混ぜて器に盛る。

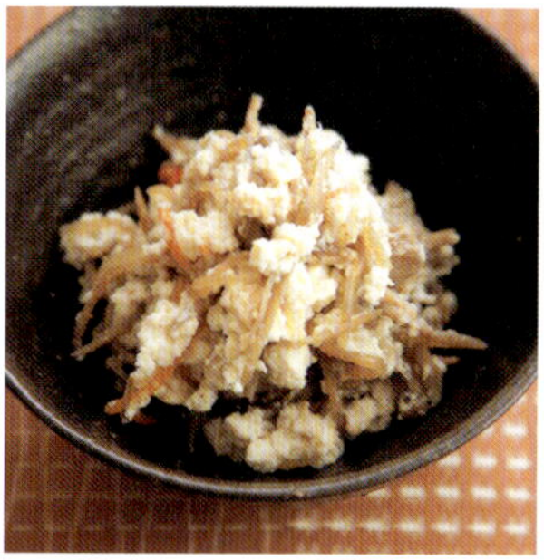

松の実のかわりに
白ごまやピーナッツバターでもOK

白あえ

材料（2人分）

いろいろきんぴら …… 100g
豆腐（絹ごしでも木綿でも）…… ¼丁
松の実 …… 大さじ1
砂糖 …… 小さじ2
塩 …… 少々

作り方

1. 豆腐はキッチンペーパーに包んで水気をきっておく。
2. すり鉢に松の実をいれてすり、ここに1の豆腐を加えて滑らかになるまでする。砂糖と塩を加えて味を調え、きんぴらを加えて混ぜる。

切り干し大根の煮もの

材料（できあがり約400g）

切り干し大根……1袋（50g）
油揚げ……1枚
だし……2カップ
A｜酒、みりん…各大さじ2
　｜薄口しょうゆ…大さじ1½
　｜砂糖…大さじ1
塩……少々

作り方

1. 切り干し大根は表示どおりに戻し、ざく切りにする。油揚げは熱湯をかけて油抜きし、横半分に切って2cm幅に切る。
2. 鍋に1とだし、Aを入れて火にかけ、煮立ったらふたをして中火で5〜6分煮て、塩で味を調える。

切り干し大根を煮る時間は、好みで加減を。術後あまり時間のたっていない人は、20分ほど煮て柔らかく仕上げるようにしましょう。

薄味で煮ると切り干し大根自身の甘みや
滋味がより実感できます

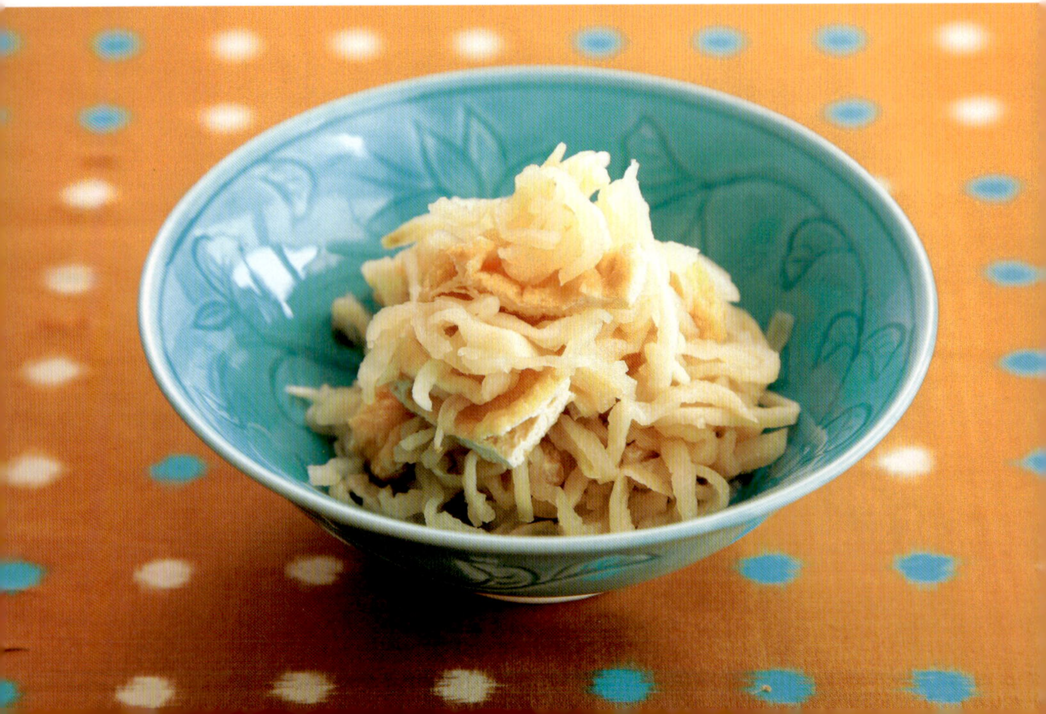

arrange

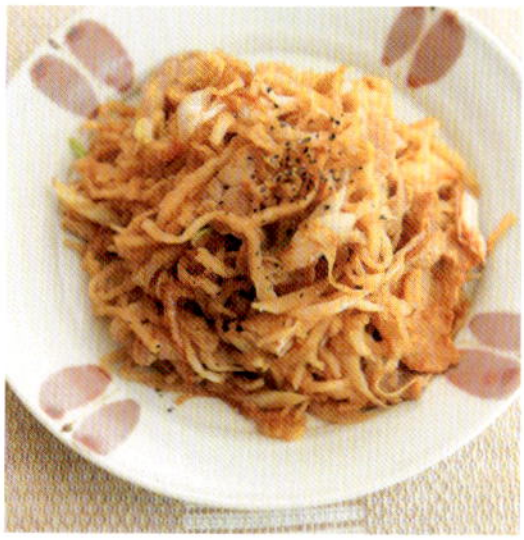

1

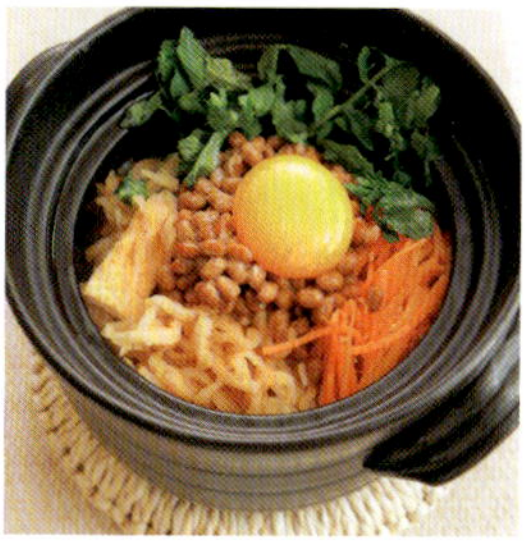

2

ご飯にぴったりな中華おかず。
こしょうの香りがアクセント

1 切り干しと豚肉の中華炒め

材料（2人分）

切り干し大根の煮もの …… 200g
豚ロース薄切り肉 …… 100g
A｜しょうゆ、酒 … 各小さじ1
　｜しょうがのしぼり汁 … 小さじ1
長ねぎ（斜め薄切り）…… 1本
サラダ油 …… 小さじ2
酒、しょうゆ …… 各大さじ1
ごま油、粗挽き黒こしょう …… 各少々

作り方

1. 豚肉は長さを半分に切り、**A**をからめて下味をつける。
2. フライパンに油を熱し、中火で豚肉を炒める。肉に焼き色がついたら長ねぎを加えてさっと炒め、強火にして汁を軽く絞った切り干しの煮ものを加える。大根が炒まったら、酒としょうゆを加えて炒め合わせ、ごま油、こしょうをふる。

熱々を鍋底からさっくりと混ぜて。
コチュジャンを混ぜるとより韓国風

2 石焼ビビンバ

材料（2人分）

温かいご飯 …… 茶碗2杯分
切り干し大根のナムル
　｜切り干し大根の煮もの … 120〜150g
　｜ごま油、酢 … 各小さじ½
　｜にんにく（すりおろし）、塩、砂糖、
　｜　一味唐辛子 … 各少々
にんじんのナムル
にんじん（せん切り）…… 5cm
A｜ごま油 …… 小さじ½
　｜すりごま（白）… 小さじ1
　｜塩、こしょう … 各少々
クレソンの葉 …… 1束
納豆 … 小2パック／しょうゆ … 大さじ1½
卵黄 …… 2個分

作り方

1. 切り干し大根のナムルの材料を合わせ、手でもみこむように混ぜる。
2. フライパンにごま油を熱してにんじんをしんなりするまで炒め、**A**を混ぜてナムルを作る。
3. 一人用の土鍋に小さじ1（分量外）のごま油を塗って、ご飯を入れる。2種のナムル、クレソンを盛り、真ん中にしょうゆを混ぜた納豆をのせ、卵黄をのせる。ご飯が音をたて始めて香ばしい香りがするまで弱火に2〜3分かける。

カルシウムや鉄分、たんぱく質などの
栄養もギュッとつまった煮ものです

毎日食べたい海藻の常備菜

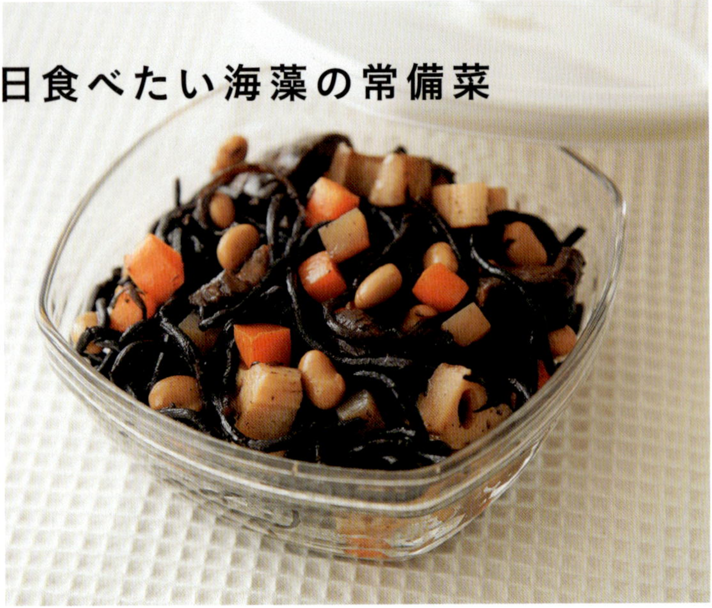

五目ひじき豆

材料（作りやすい分量）

ひじき（乾）…… 1袋（40g）
干ししいたけ …… 4枚
大豆（蒸煮缶）… 小1缶（約120g）
にんじん …… ½本
れんこん …… 小1節
こんにゃく*…… ½枚
サラダ油 …… 大さじ1
しょうゆ、砂糖
　…… 各大さじ2½
みりん、酒 …… 各大さじ2

*術後あまり時間がたっていないときは消化がよい生芋こんにゃくをできれば使用。

作り方

1. ひじきは洗って、たっぷりの水に20〜30分つけて戻す。水気をきり、食べやすい長さに切る。
2. 干ししいたけは1カップほどの水につけて柔らかく戻し、石づきを落としてて4つに切る。この戻し汁はとっておく。にんじんとれんこんは皮をむき、ともに1cm角に切る。れんこんは水にさらして水気をきる。こんにゃくは1cm角に切り、下ゆでしておく。
3. 鍋に油を熱し、ひじきを加えて炒める。次ににんじん、れんこん、こんにゃくを加えて全体に油が回るまで炒める。しいたけの戻し汁と水2カップ（分量外）、調味料を加えて、ひと煮立ちしたらアクを取り、ふたをして中火で約20分煮る。

お酢を加えることで
昆布が短い時間で柔らかく煮えます

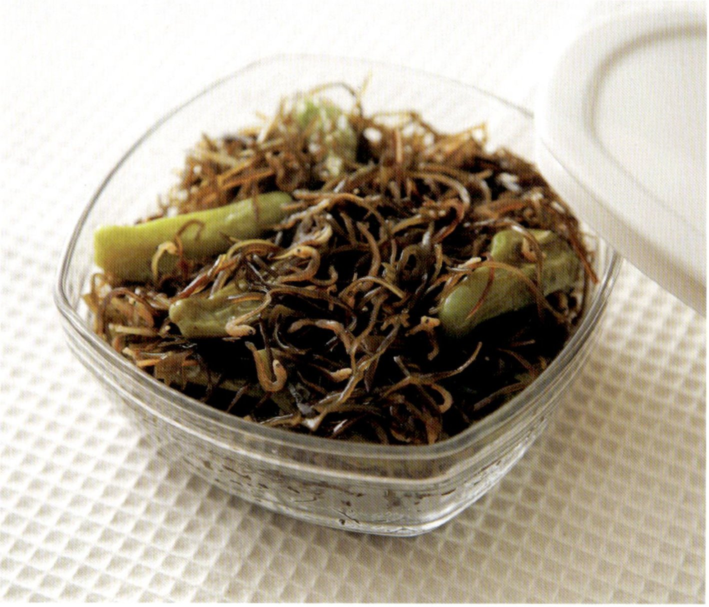

切り昆布としし とうの煮もの

材料（作りやすい分量）

切り昆布（乾）……1袋（40g）
ししとう……20本
ちりめんじゃこ……½カップ
酢……小さじ½
薄口しょうゆ、みりん、砂糖
……各大さじ3
酒……大さじ2

作り方

1. 切り昆布は水で洗い、鍋に入れて水2½カップ（分量外）を注いで15分ほどおいて戻す。ししとうはヘタを取る。
2. 切り昆布の鍋に酢を加えて火にかける。煮立ったらアクを取り、ちりめんじゃこを加えてふたをして弱火で約10分煮る。残りの調味料とししとうを加え、ふたをはずしてときどき混ぜながら、汁気がなくなるまで5分ほど煮る。

野菜たっぷり
簡単鍋

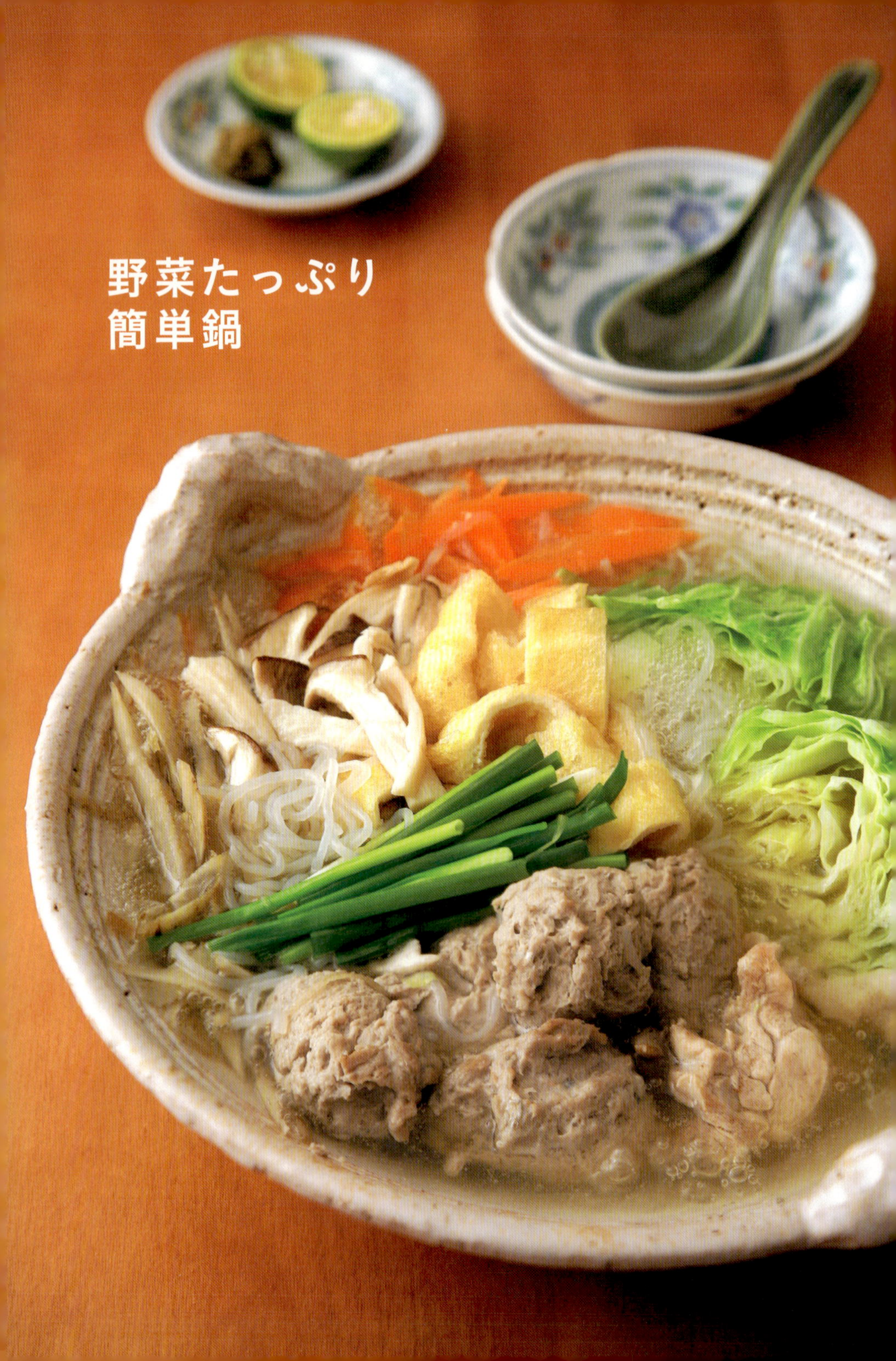

お肉も魚も入った具だくさんの鍋
締めには、素材の旨みがとけこんだ汁で
雑炊やうどんを楽しみませんか？

塩ちゃんこ鍋

材料（4人分）

鶏もも肉 …… 300g
酒 …… ¼カップ
しょうが（薄切り）…… 大1かけ
つみれ*1
- いわし …… 2尾
- みそ、片栗粉 …… 各小さじ1
- A 酒 … 小さじ2
- A 塩 … 少々

ごぼう …… 1本
にんじん …… ½本
キャベツ …… ⅓個
エリンギ …… 3本
しらたき*2 …… 1袋
油揚げ …… 2枚
万能ねぎ …… 小1把
塩 …… 小さじ1

*1 市販のすり身やつみれを利用してもよい。
*2 術後あまり時間がたっていないときは消化がよい生芋こんにゃくをできれば使用。

作り方

1. 鶏肉は一口大に切り、土鍋に入れる。しょうがと酒、たっぷりの水を加えて火にかける。煮立ったらアクを取りながら弱火で15分ほど煮る。
2. いわしは頭と内臓を取り除き、骨ごとぶつ切りにしてフードプロセッサーにかける。Aを加え、さらになめらかになるまで回してつみれを作る。フードプロセッサーがないときは、いわしを三枚におろしてすり鉢ですって同様に作る。
3. ごぼうは皮をこそげ、細いささがきにして、水にさらしてアクを抜く。にんじんは皮をむいてささがきにし、キャベツは4つのくし形に切る。エリンギは手で細く裂く。しらたきはざく切りにし、下ゆでをしておく。油揚げは油抜きし、1cm幅に切る。
4. 1の鍋に3の材料をすべて入れて火にかける。クツクツと煮て、2のつみれをスプーンですくって入れる。塩で味を調え、長さを半分に切った万能ねぎを加え、煮えたものから順に食べる。

その日の気分で、生麩や湯葉、餃子やワンタンなど好きなものを入れて、ちゃんこ鍋を楽しんでください。好みで柚子こしょうやかぼすなどを添えて。

キムチのカプサイシン効果で、
おなかも体もポカポカになります。
ときには、こんな刺激も……

キムチチゲ

材料（4人分）

生だら（切り身）……3切れ
いか……大1杯
白菜……1/6株
ニラ……1把
きくらげ（乾）……20g
絹ごし豆腐……1丁
水煮たけのこ……1個
白菜キムチ（市販品）……250g
煮干しだし……3カップ
酒……大さじ4
みそ……大さじ1
ごま油……小さじ1

作り方

1. 生だらは3つに切る。いかはわたごと足を抜き、胴の軟骨を除いて1cm幅の輪切りにする。足とわたを切り離し、足は2〜3本ずつに切り分ける。いかのわたは墨袋を取り除き、袋を開いて中身を箸でしごいてボールに取る。
2. 白菜とニラは5cm幅のざく切りにする。きくらげは水につけて戻し、石づきを切って食べやすい大きさに切る。豆腐は8等分に、たけのこはくし形切りにする。キムチは食べやすい大きさに切る。
3. 鍋にだしを入れて煮立て、酒とみそを加えて溶き混ぜる。たら、白菜、きくらげ、たけのこ、豆腐を入れ、煮立ったらニラとキムチ、いか、いかわた、ごま油を加える。クツクツと煮て、煮えたものから順に食べる。

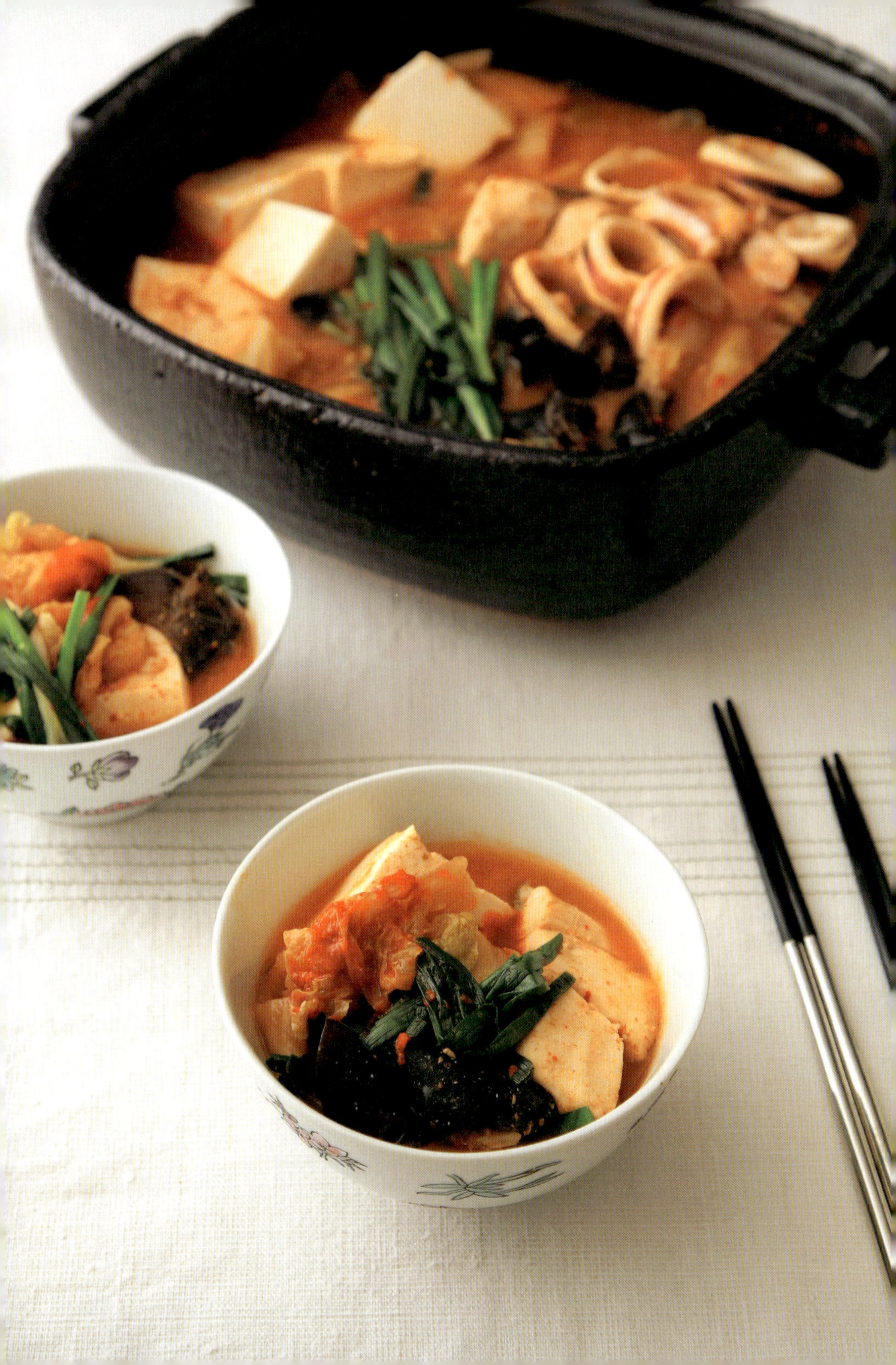

著者の体験から❹

運動とは無縁な生活を卒業して
汗をかく爽快感で、ストレスも発散

大好きな料理を仕事にしていたため、土日も関係なく深夜までキッチンで働くのが当たり前の生活を10年近く続けていました。仕事が楽しかったし立ち止まることなんてできなかった。ストレスはおいしいものをいっぱい食べて発散！ 休日の楽しみといえば、朝寝坊とマッサージと外食。どんな疲れも栄養ドリンクと気合でまぎらわす……、そんな日々を送っていた私に、ある日大腸がんが見つかりました。

「元気に」手術室に向かったものの、3時間後に目を覚ましたら、私の下半身はビクとも動きませんでした。それでも翌日から腸閉塞予防のための歩行を開始。やっとの思いで起き上がり、初めの一歩を踏み出して、点滴棒片手に痛いおなかを抱えて這うようにして歩きました。

退院したあとも、おなかのために近所を毎日歩き続けました。相変わらず足どりは重たかったけれど、海風に吹かれながら歩くのは気持ちがよかった。けれど心の底に「歩かねば」という強迫観念が常にあったため、散歩が少しも楽しくありませんでした。

ところが1匹の子犬を迎えてから、そんな気分がガラリとかわりました。散歩が、がぜん楽しくなったのです。

仕事を再開したある日、友達に誘われ、愛犬ジャンを連れて初めての山歩きにチャレンジしました。ジャンはもちろん狂喜乱舞。私はといえば、木々の茂る山道を登るうち無意識に大きな深呼吸を繰り返し、体の奥まで浄化されていくことに感動していました。反面、こんなことさえ知らずに今まで生きてきたことが悲しくなりました。

驚いたことに翌日になっても筋肉痛はなく、残ってたのは心地よい疲労感と爽快感だけ。朝晩の犬との散歩が、体力の回復に結びついていることを実感しました。そのうえ、仕事のストレスのせいで始まっていた便秘も改善され、まるで「ご褒美」をもらったような気分でした。

その後も休日の山歩きをはじめ、アジリティー(犬の障害物競走)、ロッククライミングといった新たなアウトドアスポーツの楽しみも増えました。今の私は汗をかく爽快感が、たまらなくうれしいのです。どんなストレスや体の疲れですら、汗をかくと吹き飛んでいきます。こんなことは、以前の私にはまったく考えられないことでした。

もしがんになっていなかったら、この喜びは一生知ることはなかったでしょう。キッチンにこもってばかりで、人生の楽しみはキッチンの中にしか見つけられなかったはず……。

あの日の初めの一歩はつらかったけど、あの一歩が私を外の世界に連れ出してくれた。今はそんな気がしています。

主材料別料理さくいん

INDEX

掲載した料理の主材料別に分類しました。
ただし、肉と野菜、魚介と野菜などの組み合わせになっている場合は、
どちらの材料からも引くことができます。

肉類

魚介類

野菜・きのこ類

青菜

オクラ

かぶ

かぼちゃ

きのこ

キャベツ

きゅうり

ごぼう

小松菜

さつまいも

里いも

ししとうがらし

じゃがいも

大根

玉ねぎ

長いも、大和いも

なす

にんじん

著者

重野 佐和子（しげのさわこ）

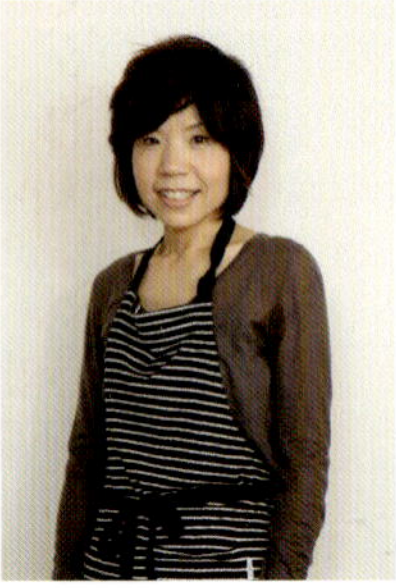

1961年神奈川生まれ。料理研究家。短大卒業後、料理研究家・上野万梨子氏のアシスタントを経て渡仏。ル・コルドン・ブルー、エコール・デ・ルノートル で学び、帰国。横浜でフランス料理とお菓子の教室を開講。

38歳のとき、大腸がんが見つかり、手術を受ける。退院後1年間休業し、自身で食事管理、体調維持に努め、「どんな薬や点滴よりも家族と囲むおいしい食事が力になる」ことを実感。術後6年目の現在に至る。雑誌や書籍の料理、お菓子製作のほか、広告やレストラン、カフェのメニュープランニングも多く手がけている。またRicoの名前でエッセイストとして女性誌等で活躍中。類書の「きょうもおいしく／Rico」(女子栄養大学出版部) ほか、著書多数。

ホームページ　http://cafe-rico.com

大腸がん・大腸ポリープ再発予防のおいしいレシピ

平成19年3月12日　第1刷発行
平成31年3月27日　第8刷発行

著　　者　重野佐和子
発 行 者　東島　俊一
発 行 所　株式会社 法 研
〒104-8104　東京都中央区銀座 1-10-1
販売03(3562)7671／編集03(3562)7674
http://www.sociohealth.co.jp
印刷・製本　研友社印刷株式会社

SOCIO HEALTH
小社は(株)法研を核に「SOCIO HEALTH GROUP」を構成し、相互のネットワークにより、“社会保障及び健康に関する情報の社会的価値創造”を事業領域としています。その一環としての小社の出版事業にご注目ください。

ISBN978-4-87954-659-3 C0077 定価はカバーに表示してあります。